ÜBERGRIFF

Erfahrungsberichte betroffener Frauen

aufgezeichnet & kommentiert
von

Irene McGill

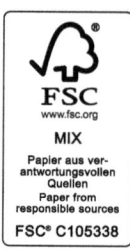

Bibliografische Information der Deutschen Nationalbibliothek:
Die Deutsche Nationalbibliothek verzeichnet diese Publikation
in der Deutschen Nationalbibliografie; detaillierte bibliografische
Daten sind im Internet über http://dnb.d-nb.de abrufbar.

Impressum

Veröffentlicht im Selbstverlag 2019
Alle Rechte bei der Autorin
Copyright © 2019
Umschlaggestaltung: weiershausen-scripts@gmx.de
Foto der Autorin: Kerstin Stecher
Herstellung: BOD – Books On Demand, Norderstedt

ISBN: 978-3-7494-2294-4

Für Andreas

„Ein Mensch, der leidet, bevor es nötig ist, leidet mehr als nötig".
Seneca (4 v. Chr. - 65 n. Chr.), römischer Philosoph u. Dichter

INHALT

Vorwort

Vorwort

Unter dem Motto '#MeToo' kam es, ausgehend von den USA und inzwischen weltweit zu gewisser Berühmtheit gelangt, in jüngerer Zeit zu einer Protestbewegung des weiblichen Geschlechts. Initiiert hatten sie Betroffene, die sich öffentlich dazu bekannten, Opfer sexueller Übergriffe von Männern geworden zu sein.

Ein unappetitliches Thema, denn wer befasst sich schon gern mit den Po- und Busen-Grapschereien, gar den erschlichenen wenn nicht erpressten oder erzwungenen Beischlafszenarien einiger sexbesessener, teils alternder, vor allem aber einflussreicher und somit mächtiger Männer, die in Medien, Kultur, Wissenschaft und Politik, überall dort, wo männliche Dominanz all zu oft noch das Geschehen bestimmt, einschlägig auffällig werden? Hätten die Frauen, denen ein solches Übel widerfuhr, da nicht besser geschwiegen?

Im Gegenteil, der Schritt der Betroffenen an die Öffentlichkeit war ein notwendiger. Nur dadurch war etwas zu verändern! Zollen wir ihnen also Respekt, nicht zuletzt auch, weil 'immer die Gefahr besteht, dass etwas von dem Dreck, in den man dabei reingezogen wird, an einem hängen bleibt',wie es eine meiner Gesprächspartnerinnen, mit denen wir in der Folge noch Bekanntschaft machen werden, ausdrückte. Jahre, bevor sich #MeToo formierte, hatte ich nämlich bereits begonnen,

Episoden aus dem Leben mir bekannter oder zufällig begegneter Frauen, die sie mir freimütig erzählten, aufzuzeichnen und zu sammeln.

All diese Frauen hatten, auf die eine oder andere Art, unter übergriffigen Männern – teils Partnern, teils Fremden – gelitten. Und nicht nur Kerle vom Kaliber eines H a r v e y   W e i n s t e i n , dessen sexuelle Appetenz die #MeToo-Frauen an den Pranger stellten, waren in den Berichten vertreten. Mehrfach war auch vom eher unauffälligen Mann die Rede, dem Drama im Verborgenen, das auf sein Konto ging.

Denn Übergriffigkeit ist ein weit zu fassender Begriff! Dass sie selbst in eher 'alltäglicher', nichtsexueller Version das Risiko langwieriger seelischer Traumata wie auch der Zerrüttung, des Scheiterns von Beziehungen bergen kann, Frauen, die es nicht schaffen, sich rechtzeitig zu lösen, um ihre besten Jahre betrügt, andere gebrochen und womöglich in finanzieller Not zurück lässt, macht bereits die nachfolgende, begrenzte Auswahl an Leidensgeschichten deutlich.

Ihre Wiedergabe, die mir bei geänderten Namen von Personen, teils auch Orten des Geschehens, freundlicherweise von denen, die sie erlebten, gestattet war, zeigt, dass der Machtmissbrauch gewisser Männer gegenüber Frauen – und um Machtausübung geht es beim Übergriff in der Regel – offensichtlich nicht auszurotten ist.

Keine Frage, es gibt Männer (wie auch Frauen), die das andere Geschlecht zutiefst hassen, eine gravierende psychische Störung, die fachärztlicher Hilfe bedarf und womit die im vorliegenden Kontext erörterten Entgleisungen männlichen Verhaltens im Umgang mit Frauen nichts zu tun haben. Allerdings, auch diese legen nach Erkenntnissen der Psychoanalyse gewisse neurotische Tendenzen bei manchem Übergriffigen nahe. Fälle k ö r p e r l i c h e r Übergriffe, nur schwer erträgliche Tragödien, wovon lt. Medien derzeit angeblich jede vierte Frau in Deutschland betroffen ist, habe ich bewusst von meiner Liste gestrichen.

Wichtig ist mir, auch dies noch anzumerken: Keiner der von mir befragten Frauen ging es darum, den Mann als solchen herabzuziehen, ihn und seine Werte zu zerstören, wie es die Autorin Simone de Beauvoir in ihrem derzeit wieder viel zitierten Emanzipationswälzer 'Das andere Geschlecht' Frauen ihrer Generation nachsagte. Auch von nicht erfülltem Sex im 'heterosexuellen Geschlechtsverkehr' oder einem 'Frustrationspotential', wie es die Journalistin Svenja Flaßpöhler dem weiblichen Ge-Geschlecht und insbesondere wohl den Frauen der #MeToo-Bewegung, in denen sie offensichtlich mehr Täterinnen als Opfer sieht, in einer SPIEGEL-Ausgabe vom 30. Juni 2018 unterstellte, konnte bei keiner meiner Gesprächspartnerinnen die Rede sein.

Die #MeToo-Bewegung betreffend, wird es das Verdienst ihrer Initiatorinnen bleiben, dass Übergriffe von Männern auf Frauen im Sinne sexueller Belästigungen künftig nicht mehr nur 'Kavaliersdelikte' sind, sondern Straftaten.Dennoch, weiblicher Fanatismus könnte die Initiative viel Glaubwürdigkeit kosten. So sorgte #Me-Too kürzlich etwa dafür, dass man die 'Träumende Therese', Darstellung eines der Kind-Modelle des Malers Balthus, aus dem Metropolitan Museum of Art in NewYork, wo sie viele Jahre unbeanstandet hing, entfernte. Kunst-Zensur durch #MeToo in den Staaten? Wie viel entspannter sind dagegen doch die Frauen Europas, die kein Problem damit zu haben schienen, 'Therese' im Rahmen einer Balthus-Ausstellung in Basel, wo man sie jüngst zeigte, zu bewundern!

Sehen wir uns also an, was uns einige Opfer übergriffiger Männer nachfolgend berichten. Einer jeden dieser Episoden, ihrer Evidenz, ist mein persönlicher Kommentar beigefügt. Er kann jedoch keineswegs den Experten-Rat ersetzen, beziehungsweise, sollte nicht als solcher missverstanden werden.

Irene McGill

Angst

Ehrlich, als mir Elke dieses unheimliche Erlebnis berichtete, lief es mir eiskalt über den Rücken!

Elke wohnt nicht weit von mir. Trotzdem kannte ich sie bis dahin nur flüchtig. Sie ist groß, eine schlanke Brünette, attraktiv, betucht. Den schicken Lamborghini ihres verstorbenen Mannes, der in ihrer Garage steht, fuhr sie nicht mehr, seit sie einen Unfall damit hatte, nutzte seither die Dienste eines Taxiunternehmens. Das häufige Hin und Her dieser Wagen in unserer Straße, wenn sie zu ihren Besorgungen fuhr, war für uns Anwohner bald ein gewohntes Bild. Eines Tages aber blieben die Taxis aus und ich machte mir so meine Gedanken, was wohl der Grund dafür sei. War die Frau vielleicht weggezogen, auf Weltreise gegangen? Doch dann traf ich sie zufällig an einer Bushaltestelle, und wir kamen ins Gespräch.

Neugierig, wie ich nun mal bin, sprach ich sie da auch gleich auf die Sache mit den Taxis an. Sie zuckte regelrecht zusammen, meinte, sie wolle nicht unhöflich sein, aber darüber spreche sie nicht. Natürlich stachelte das meine Neugierde noch mehr an – ich wollte hinter ihr 'Geheimnis' kommen! Da sie mir sympathisch war, lud ich sie kurzerhand zu einem Kaffee auf meine bescheidene Terrasse ein, und tatsächlich, sie kam! Mit der Zeit wurden unsere kleinen Kaffeeklatsche, mal bei mir, mal bei ihr, zum wöchentlichen Ritual. Und natürlich war die Vertrautheit auch bald so weit gediehen, dass Elke ihre Hemmungen überwand, mir, was sie quälte, verriet. Und folgendermaßen hat sie es mir, nahezu wörtlich, berichtet.

„Es war schon immer mein Albtraum gewesen: Ich hätte im Dunklen, irgendwo draußen, telefoniert, und der Taximann hätte mich sitzen lassen!

Nun war es passiert!

Ich war mit dem IC in die mir fremde Stadt gekommen, weil es dort diesen Spezialisten für Senkfüße gibt, hatte meinen Arzttermin absolviert und bis Geschäftsschluss eingekauft. Und dann, es war einer dieser herrlichen Herbsttage, hatte ich nicht widerstehen können, vor meiner Heimfahrt noch zu dieser Burg hinauf zu steigen, die da am Rand der Stadt so verlockend auf einem Hügel steht.

Du weißt, ich bin keine üble Fußgängerin. Im passenden Schuhwerk und mit den richtigen Einlagen ist mir kein Weg zu weit. Diesmal aber trug ich, pure Eitelkeit, ein Paar nagelneuer Pumps, auf deren halsbrecherischen Absätzen ich es nur im Zehenstand über das mittelalterliche Pflaster geschafft hatte. Jetzt waren meine Füße so geschwollen, dass sie mir fast die Schuhe sprengten – jedes Knöchelchen bohrte sich mir

16

ins Fleisch!

In meiner Not hatte ich für den Rückweg ein Taxi rufen wollen, dann aber festgestellt, dass der Akku meines Smartphons leer war. Wie hab ich aufgeatmet, als ich da im Burghof einen dieser alten Münzfernsprecher entdeckte, mein Kleingeld gerade noch für den Anruf reichte! Doch dann ließ man mich warten.

Anfangs blieb ich noch gelassen, obwohl es schon dämmerte. Manchmal verfranst sich ja so ein Kerl, da heißt es, geduldig sein. Bald aber, nach Einbruch der Dunkelheit, ließ ich meinem Ärger freien Lauf. Wenn er nur endlich käme, der Idiot! Wieder kramte ich in meiner Handtasche, in der Hoffnung, vielleicht doch noch ein paar Münzen darin zu finden, um wegen des Taxis nachzufragen. Aber nicht ein einziger Cent war mir geblieben! Nicht auszudenken, wenn ich jetzt ins Tal hinuntersteigen, mich den ganzen Weg zur Stadt hinüberquälen, müsste – auf diesen Stöckeln, in solcher Finsternis, mit dem schweren Gepäck!

Ich stellte meine Einkaufstüten ab. Schon der Gedanke, sie wieder aufzunehmen, bereitete mir Pein. Und durch welchen der Eingänge war ich wohl auf den verdammten Burghof gekommen? Ob ich den richtigen Weg nach unten überhaupt wiederfinden würde, bei all den Treppchen, den Abzweigungen, die ich heraufgestiegen war?!

Ich trat zur Burgmauer, sah über die Brüstung auf die dunkle Ebene hinab, in der, weit fort, jetzt die Lichter funkelten. Wie konnte ich nur eine solche Torheit begehen! Einige Münzen zum Telefonieren müsse man immer bei sich tragen, hatte mich meine Mutter schon ermahnt, damals, als man Kindern noch keine Smartphons gab... Schließlich gab ich die Hoffnung auf. Eine Stunde über die Zeit – da kam kein Taxi mehr! Doch dann... hob sich dort nicht ein Schatten gegen den dunklen Himmel ab, bewegte sich auf mich zu...?! Tatsächlich, da kam jemand! Ich musste diese Person ansprechen! Vielleicht hatte die Mitleid, gab mir die paar Münzen fürs Telefon, oder nahm mich ein Stück im Auto mit?

Der Schatten kam näher, lautlos, auf weichen Sohlen. Jetzt hatte er mich fast erreicht. Es war ein Mann, nicht groß. War er behindert, ein Krüppel, hatte gar einen Buckel? Oder waren es doch nur seine Schultern, die er unnatürlich nach oben zog? Sein Kopf steckte tief dazwischen, als sei er ohne Hals... Sein Gesicht konnte ich nicht erkennen, aber es kam mir vor, als sei es nicht das sympathischste.

„Entschuldigen Sie", sagte ich in die Dunkelheit hinein, „ich habe mit meinen letzten Münzen telefoniert, aber der Idiot von Taximann hat mich sitzen lassen! Ob Sie mir ausnahmsweise einmal mit etwas Kleingeld helfen könnten?" Die Bitte fiel mir nicht leicht.

Der Schatten schwieg. Ein Stummer? Nein, jetzt sprach er. Sonderbare Stimme, dünn und brüchig. „Kann ich nicht!", tönte es zu mir herüber. „Hab kein Kleingeld dabei!" Täuschte ich mich, oder war der Mann ungehalten, so unwirsch, wie er klang?

18

„Sind Sie mit Ihrem Wagen hier oben?", fragte ich hoffnungsvoll.

„Nein, nicht mit meinem Wagen! Besitze keinen!", antwortete der Schatten.

„Ist diese Burg bewohnt?", versuchte ich es erneut. „Ich meine, vielleicht könnte mir hier sonst jemand weiterhelfen?"

„I c h wohne hier!" Er stand jetzt dicht neben mir, so dicht, dass ich ihn roch.

Ach, sagte ich mir, e r also bewohnt das alte Gemäuer! Eine Art Burgwart? Aber gefällig ist er nicht! „Tja, dann muss ich wohl!", murmelte ich, griff nach meinen Tüten. Jetzt mit dieser Last, auf meinen Stöckeln, den wunden Füßen, die steilen Treppen hinab zu müssen, im Finstern, über das bucklige Pflaster...

„Ich könnte Ihnen die Tüten abnehmen, Sie hinunter führen!", sagte der Schatten. Wieder klang es nicht sonderlich freundlich.

Ich zögerte. Der Mann war doch unheimlich! Irgendwie nicht normal! Sollte ich wirklich...? In meinen Füßen stach es mich jetzt wie mit Messern. „Oh", hab ich da geflötet, „das ist aber ausgesprochen nett!" Eine Hand berührte meine, kalt und knochig, schob sich in die Tragegriffe der Tüten.

„Hier lang! Über den Hof!" Nun griff er sogar meinen Arm! Ich sah überhaupt nichts mehr, tastete mich auf Zehenspitzen voran, bemüht, mit meinen Absätzen nicht in den Spalten zwischen den Steinen stecken zu bleiben. Er ging schneller als ich, nachtwandlerisch fast, bog mal nach hier, mal nach dort ab, schwenkte dabei, wie ich schemenhaft sah oder auch nur ahnte, meine Tüten.

„Wie viele Höfe dies alte Gemäuer hat, wie verwinkelt es ist!", bemerkte ich beklommen.

„Ich könnte Ihnen einen Kaffee machen, bevor wir runtersteigen!", erklärte, ohne darauf einzugehen, der Schatten.

Einen Kaffee? Von diesem Menschen? In welche Räuberhöhle würde der mich schleppen...? „Nein danke!", rief ich in beginnender Panik. „Ich darf meinen Zug nicht verpassen!"

„Aber der Zug Richtung Süden geht erst in zwei Stunden, da bleibt genügend Zeit!", ertönte es höhnisch neben mir.

Woher weiß der, dass ich nach Süden will?, schoss es mir durch den Kopf. Kann der hellsehen? „Nein, wirklich nicht!", rief ich hektisch. „Mir ist jetzt nicht nach Kaffee!"

„Aber Sie kommen doch kaum noch voran, gute Frau!" Jetzt klang die Stimme nicht nur höhnisch, sie klang böse!

Schiere Angst hatte mich gepackt. „Wo ...wohnen Sie denn?", stammelte ich zitternd. Ich musste Zeit gewinnen, einen Ausweg finden, ihn irgendwie besänftigen...

„Gleich hier!" Wieder packte er meinen Arm, grob diesmal, zog mich unerbittlich, fast gewaltsam jetzt, hinter sich her. Ich hörte ihn einen Schlüssel im Schloss drehen, ein Knarren und Knirschen... Anscheinend wurde eine sehr alte Bohlentür aufgestoßen... Meine wunden

Füße trugen mich fast nicht mehr... Es würde keine Rettung geben, keinen Zeugen...

„So machen Sie doch endlich Licht!", schrie ich, steif vor Angst.

„Hier gibt's kein Licht!", höhnte mein Peiniger mitleidlos.

Dann hörte ich es. „Alpha vier! Alpha vier! Wo stecken Sie denn?!", tönte es nicht weit von mir durch die Dunkelheit.

„Mein Taxi!", rief ich, wie aus einem bösen Traum erwacht und so laut ich nur konnte, dass es der Mann in der Funkzentrale hören musste. Und dann, als mir der Groschen gefallen war, voller Zorn: „Und jetzt schalten Sie gefälligst Ihre Scheinwerfer ein und fahren mich, verdammt noch mal, nach unten!"

„Gewiss!", konterte der Unheimliche hämisch. Sein Gesicht, als ich es dann im Widerschein des Armaturenbretts erkennen konnte, war dem des Glöckners von NotreDame im gleichnamigen Film nicht unähnlich, allerdings ohne dessen dort besungene 'sincerità'... Im Gegenteil, ein fieses Grinsen hatte das Scheusal um den Mund, als es hinzufügte: „Ich bin ja auch nur dieser Idiot von Taximann!"

Wie gesagt, auch für mich eine gruselige Geschichte! Obwohl sie schon über ein Jahr zurück lag, als Elke mir davon erzählte, war sie noch nicht darüber hinweg, litt ganz erheblich unter deren Folgen. Die Ärmste bestieg seither kein Taxi mehr -

größere Einkäufe ließ sie sich ins Haus liefern - und klagte über anhaltende Schlafstörungen wegen sich wiederholender Albträume, in denen man sie durch finstere Gemäuer jage. Vor allem aber wollte sie jetzt immer vor Einbruch der Dunkelheit in ihrem Haus sein, wo sie dann auch gleich Fenster und Türen sicherte. Sie war überzeugt, der Taxifahrer hätte sie in dem Verlieẞ, zu dem er sie gezerrt hätte, 'abgemurkst', wäre ihm nicht der Funkspruch dazwischen gekommen, und, panisch geradezu, dass er noch immer hinter ihr her sei!

Gerade Letzteres war schon etwas sonderbar. Der schauerliche Vorfall hatte sich ja doch in einer weit entfernten Stadt ereignet und für den Taxifahrer war sie eine völlig Unbekannte geblieben. Wie hätte der Mann sie, wenn er es denn gewollt hätte, da weiter verfolgen können? Ihr Verhalten entbehrte daher jeglicher Logik. Doch eben dies ist ja so typisch für unsere Angst - rein rational können wir sie, ohne Hilfe von außen, kaum steuern. Mit anderen Worten, Elke hatte eine massive Paranoia entwickelt, die sie einen erheblichen Teil an Lebensqualität kostete!

Mir selber stellte sich der zweifellos gruselige Vorfall, nachdem wir ihn mehrfach diskutiert hatten, aus einiger Distanz und nüchtern betrachtet, allerdings weniger 'kriminalistisch', wenn auch nicht weniger übel dar. Vermutlich war der Fahrer noch bei Tageslicht fernab der Stelle, wo sich Elke befand, zur Burg gekommen, hatte daher seine Scheinwerfer nicht eingeschaltet. Da sie nicht, wie wahrscheinlich zu erwarten gewesen wäre, am

Burgeingang stand, hatte er sie auf dem weitläufigen verwinkelten Areal mühsam suchen müssen, worüber es dunkel geworden war.

Und genau in dem Augenblick, als er sie bei der Burgmauer fand, war ihr verhängnisvolles Wort vom 'Idioten' gefallen!

Stinksauer über die zeitraubende Suche, und dann auch noch von ihr beleidigt – das war wohl zu viel für diesen Mann. Um sie zu strafen, wurde er übergriffig, versetzte Elke in Todesangst! Dass es gewissen Männern Freude wenn nicht Lust bereitet, Frauen zu ängstigen, ist kein Geheimnis, man denke nur ans Stalken. Vor allen Dingen aber verschafft es Macht! Vom russischen Präsidenten Putin etwa erzählt man sich die Anekdote, er hätte zu einem schwierigen Gespräch mit der nicht in jedem Fall leicht um den Finger zu wickelnden deutschen Bundeskanzlerin, um deren Hundephobie er wusste, seinen Labrador mitgebracht...

Was Elke betrifft, so habe ich sie hauptsächlich mit dem Argument überzeugen können, dass im Fall eines Verbrechens an ihr doch sofort der Verdacht auf den Fahrer gefallen wäre, der ja den Auftrag hatte, sie zu holen. Ihr geht es, nebenbei, inzwischen gut – sie steigt sogar wieder in Taxis. Nur, in einer ihr fremden Stadt auf hohen Hacken auf eine Burg zu steigen, den Schwachsinn, sagt sie, begehe sie bestimmt kein zweites Mal!

Harvey lässt grüßen!

Sie war etwa Mitte sechzig und hatte die beneidenswerte Pfirsich-Haut der korpulenten Frauen. Ich musste mich schmal machen auf meinem Platz neben ihr, auf einem Flug in die Staaten, während ich in einer Ausgabe des 'Playboy' blätterte. Gerade hatte ich eine dieser Seiten aufgeschlagen, die einen immer ein wenig mit ihren all zu makellos gepixelten Frauenfotos deprimieren, da sprach mich meine Sitznachbarin an.

„Ob Sie es glauben oder nicht", meinte sie mit Blick auf meine Lektüre, „aber so rank und schlank war ich auch einmal!"

Wir wechselten noch einige belanglose Worte, bevor ich mich wieder in meinen Lesestoff vertiefte. Später, im Flughafengebäude von Anchorage, liefen wir einander erneut über den Weg. Da wir beide auf unsere Anschlussflüge warten mussten, ließen wir uns auf zwei Sitzen nebeneinander nieder, stellten uns vor. Frau B., wie ich sie hier nennen will, besorgte sich dann einen Cocktail. Und der löste ihr wohl die Zunge, fing sie doch plötzlich an, über ihre Ehe zu sprechen. Ihr verstorbener Mann, klagte sie, habe ihr das Leben zerstört! Eine Verzweifelte, in der Tat, die mir ihr ganzes Elend dann, wie folgt, erzählte.

„Kennen gelernt hab ich Ludwig, meinen späteren Mann, während des Studiums. Er hatte als Hauptfach Kunstgeschichte gewählt, ich selbst studierte Chemie. Beide wollten wir zunächst ins Lehrfach. Ludwig sah blendend aus, ein sogenannter 'womanizer'. Wo immer es Mädels gab – Ludwig war der Hahn im Korb! Viele der Kommilitoninnen waren in ihn verschossen. Auch mir hat er natürlich gefallen, doch nie hätte ich mir träumen lassen, dass er sich schließlich für mich entschied! Sicher, ich war schlank und konnte mich sehen lassen, doch die Hübscheste war ich nicht!

Meine Eltern waren gegen die Verbindung. Mein Freund sei ein loser Vogel, meinten sie. Wie recht sie doch hatten!

Jedenfalls fühlte sich Ludwig plötzlich zum Künstler berufen, wechselte an eine Akademie in einer benachbarten Stadt. Jetzt sahen wir uns nur noch an den Wochenenden. Um so mehr wurde es jedes Mal ein Fest! Ludwig war die Liebe meines Lebens – einen Anderen als ihn konnte ich mir an meiner Seite nicht mehr vorstellen! Dass er nach wie vor auch von der Einen oder Anderen meiner Freundinnen schwärmte, nahm ich nicht krumm. Oft genug versicherte er mir ja, dass allein u n s e r e Beziehung zähle...

Die Bilder, die Ludwig malte, grellbunte, geometrische Figuren in Acryl, sagten mir nicht

25

viel. Doch immer mehr Galerien rissen sich darum, verkauften sie zu beachtlichen Preisen! Ludwig hat es an seiner Akademie dann auch schnell zum Professor gebracht, wurde ein wohlhabender Mann... Meine Eltern, die anfangs geradezu hellsichtig an seinem Charakter gezweifelt hatten, gaben klein bei. Sie waren verarmt und es mag sie beruhigt haben, ihre Tochter nun als Frau eines Professors in 'gesicherten Verhältnissen' zu wissen. Bald hatte Ludwig im nobelsten Viertel der Stadt nämlich auch eine schicke Villa mit Pool gekauft. Und als unsere Zwillinge, zwei Mädels, zur Welt kamen, schien das Glück perfekt. Gärtner, Haushilfe und Babysitter besorgten das meiste, sodass ich mich nur noch darum kümmern musste, meine Lieben zu verwöhnen, dafür zu sorgen, dass mein Mann nach einem langen Arbeitstag in ein gemütliches Heim kam.

Doch das war bald die Ausnahme! Immer öfter musste Ludwig, wie er schimpfte, nun zu Tagungen und Kongressen reisen, sich in diversen Städten um seine Ausstellungen kümmern. Manchmal lebte er wochenlang in Hotels... Auch seine Studenten, klagte er, kämen da zu kurz... Es sei ein Gerenne und Gehetze, hat er sich beschwert. Nicht mal für ein paar zärtliche Stunden mit mir bliebe ihm noch Zeit...

Unsere Töchter, die später in den Staaten studierten, dort auch geheiratet haben, bekamen ihren Vater als Kinder kaum zu Gesicht, hegten wohl auch deswegen keine besonderen Sympathien für ihn. Seit sie aus dem Haus waren, fühlte ich mich oft einsam... In jener Zeit nahm ich dann auch zu, wurde dick und dicker – weit dicker noch, als ich es heute bin! Ich versuchte es mit Fastenkuren, aber Ludwig fand, ich solle die Quälerei lassen, ihn störe mein Übergewicht nicht. „Du gefällst mir genauso, wie du bist!", meinte er. „Iss also, was dir schmeckt!"

Und dann – mein Mann war wieder einmal auf Dienstreise – kamen diese abscheulichen Anrufe! Mir unbekannte Frauen beschimpften und beleidigten mich! Eine nannte mich eine 'dicke, dumme Kuh', erklärte, mein Mann sei 'viel zu schade' für mich! Ein anderes Mal hieß es, ich solle ihn 'endlich freigeben', ihm nicht 'sein Leben versauen'! Oder man empfahl mir, 'doch mal in den Spiegel zu sehn'! Ich könne doch nicht ernsthaft glauben, mein Mann liebe mich noch!

Ich war völlig fertig, zumal ich Ludwig in dem Hotel, wo er absteigen wollte, tagelang nicht erreichen konnte. Als er schließlich nach Hause kam, war auch er über die unverschämten Anrufe außer sich, zerbrach sich darüber den Kopf. Am Ende war er überzeugt, es könne sich nur um die Rache einiger Akademiestudentinnen gehandelt haben, die er durchs Examen hätte rasseln lassen.

Die ominösen Anrufe blieben nun aus und ich hatte die Sache fast schon vergessen, da zerstob mein scheinbar so makelloses Eheglück wie eine Seifenblase!

Mein Mann und ich hatten es uns angewöhnt,

an den seltenen Wochenenden, an denen er zu Hause war, morgens ein wenig durch den Stadtpark zu spazieren. Und bei einer solchen Gelegenheit – ich erinnere mich noch gut, es war Frühsommer, noch angenehm kühl, die Sonne schien erst zaghaft durch die Bäume – kam eine ältere Frau auf uns zu, die einen Buggy schob, in dem ein etwa zweijähriges Kind saß, und stellte sich uns in den Weg.

„Sind Sie Professor B.?",fragte sie meinen Mann.

„Allerdings, der bin ich!", sagte Ludwig.

„Dann ist dies ihr Kind!", sagte die Frau, und ging ohne ein weiteres Wort mit dem Kind im Wagen davon.

Ich war wie betäubt, stand wie versteinert, Ludwig war leichenblass. Das Kind, ein Junge, hatte unverkennbar seine dunklen, mandelförmigen Augen! So irreal mir jene Szene heute erscheint – es war die Wirklichkeit!

Wie ich damals nach Hause kam, daran kann ich mich nicht mehr erinnern. Jedenfalls schrie ich meinen schrecklichen Kummer nächtelang heraus! Mein Mann erklärte die Sache als 'einmaligen Ausrutscher'. Nach einer Vernissage sei es passiert. Hundemüde, ja, total kaputt sei er gewesen. Die Cocktails, die man gereicht habe, wären ihm auf den Magen geschlagen. Unglücklicherweise, um wieder fit zu werden, hätte er daher anschließend noch eine Massagepraxis aufgesucht. Und mit deren Inhaberin sei es in seinem Rausch'vermutlich zum Kontakt gekommen.'

„Wenn du das willst, kannst du dich selbstverständlich scheiden lassen!", wurde ich eiskalt von ihm abgespeist.

Völlig aufgelöst rief ich meine Töchter in Kalifornien an. „Das Schwein!", schrie Lisa, die Temperamentvollere der beiden.

„Ich lass mich scheiden!", heulte ich.

„Bist du verrückt, Mutti?", protestierte Lisa. „In deinem Alter kriegst du doch keinen Job mehr! Kannst ja nicht mal einen Computer bedienen! Willst du von Almosen leben? Der heiratet die, dann bist du abgeschrieben!"

Mit der Zeit aber kam doch wieder so etwas wie eine Annäherung zwischen Ludwig und mir zustande, kehrte unser früheres Miteinander weitgehend in unser Heim zurück, wenn auch ohne eheliche Zärtlichkeiten.

Doch dann brach der Boden erneut unter mir weg - und diesmal endgültig!

Lisa war aus Kalifornien zu Besuch gekommen, zu einem Zeitpunkt, als sich Ludwig, der sich jetzt öfter unwohl fühlte, in Kur befand. Beide Töchter waren auf ihren Vater nicht gut zu sprechen, gingen ihm seit seinem 'Ausrutscher' aus dem Weg. Um alte Kontakte aufzufrischen, hatte sich Lisa mit ehemaligen Schulfreundinnen, von denen Eine zufällig mit einem von Ludwigs jüngeren Kollegen verheiratet war, in einem Café getroffen. An jenem Tag kam sie wutschäumend nach Hause.

„Mutti", rief sie, und warf sich auf einen Stuhl,

„den Vati, den kannst du vergessen! Der knallt wahrhaftig Jede, die er kriegen kann!"

Was ich dann hörte, schmetterte mich nieder! In der Akademie, erzählte Lisa, sei Ludwig als notorischer Schürzenjäger bekannt. Jede attraktive Studentin, die sich dort einschriebe, lege er aufs Kreuz! Wer nicht spure, müsse mit Nachteilen im Examen rechnen! Auch in einigen der Städte, wo er ausstelle, unterhalte er Liebschaften, hätte mit einer der Galeristinnen bereits mehrfach Luxusurlaub auf den Bahamas gemacht...

„Dumm nur", schnaubte Lisa, „dass er auch an die stadtbekannte Masseuse geriet! Die wollte unbedingt 'Frau Professor' werden, hat ihn mit dem Kind hereingelegt! Die wird es auch gewesen sein, die dich am Telefon eine 'dicke, dumme Kuh' nannte, Mutti!"

Nun war es aus! Unsere weiteren Erkundigungen ließen keinen Zweifel an den Worten der Kollegenfrau aufkommen. Ludwig war ein hemmungsloser Fremdgänger, hatte mich in all den Jahren aufs Niederträchtigste getäuscht!

Dabei hätte er einem leid tun können, es ging ihm nämlich ziemlich schlecht in letzter Zeit. Oft nahm er nun Urlaub von der Akademie, lag dann auf der Terrasse und starrte vor sich hin. Manchmal hörte ich ihn dort stöhnen, aber ich fragte nichts und er beklagte sich auch nicht. Gemalt oder gar Bilder verkauft hat er da schon längst nicht mehr, sein Mal-Stil entsprach wohl nicht mehr dem Zeitgeschmack... Dann wurde an seiner Bauchspeicheldrüse ein bösartiger Tumor entdeckt! Ludwig verfiel danach rasch, dämmerte bald in einer Klinik vor sich hin... Ich besuchte ihn dort täglich. Aber selbst, als er noch bei klarem Verstand war, kam kein einziges Wort zu seinen Verfehlungen, keine Bitte um Verzeihung über seine Lippen! Vor drei Monaten ist er dann verstorben...

Aber das dicke Ende, das kam erst noch! Ich kehre gerade aus Deutschland zurück, wo ich nach einem Gespräch mit seinem Anwalt aus allen Wolken fiel! Ohne mein Wissen hatte Ludwig extrem über unsere Verhältnisse gelebt, den Luxus, den er sich leistete, mit immer neuen Krediten finanziert! Die Pacht für den Liegeplatz einer Motoryacht am Bodensee, von deren Existenz ich gar nichts wusste, die Alimente für den Jungen, wiederholte Fehlspekulationen an der Börse, teure Reisen, immer nur die besten Hotels, Geschenke für die Geliebten – kurzum, auch der Verkauf der Villa wird nicht reichen, all seine Schulden zu tilgen...

Nur gut, dass ich erst mal bei Lisa unterschlüpfen kann, die schwanger ist! Sicher, ich liebe meine Töchter und nach der Geburt des Enkels hab ich ja auch wieder eine Aufgabe. Aber mein eigentliches, mein ganz persönliches Lebensglück, das ich in der Liebe meines Mannes sah, das ist zerstört! Er hat mir das Herz gebrochen, und so was heilt nicht mehr!"

Sexuelle Untreue – ein Dauerbrenner im Streit der Geschlechter! Handelte es sich beim untreuen Mann bisher aber schlimmstenfalls um den sogenannten 'Donjuan', geriet nun auch noch eine weit üblere Variante männlichen Sexualverhaltens ins öffentliche Bewusstsein, wie sie zweifellos auch auf Professor B. zutraf. Ich nenne sie, nach ihrem zu trauriger Berühmtheit gelangten bekanntesten Vertreter, das 'W e i n s t e i n-Syndrom'.

Typisch für diese besonders verwerfliche Art sexueller Übergriffigkeit ist die Tatsache, dass sich hier die gesellschaftlich meist privilegierten Täter, ihre Machtpositionen missbrauchend, die Objekte ihrer Lust durch perfiden Druck verschiedenster Art gefügig machen. Dass sich die betroffenen, meist jungen Frauen beruflich oft in prekärer Lage befinden, um ihre Existenz fürchten müssen, wird dabei, wie es aussieht, besonders gerne ausgenutzt. Auch die Studentinnen von Profesor B. standen wohl vor einem solchen Dilemma. Dass vom W e i n s t e i n-Syndrom Betroffene neurotische Persönlichkeiten sind, ist kaum zu bezweifeln.

Ganz anders steht es dagegen um die Vertreter des sogenannten 'Donjuanismus', obwohl auch dieser Begriff, der sich auf eine Figur der spanischen Literatur bezieht, eine neurotische Störung des Sexualverhaltens beschreibt. Auch hier treibt den Betreffenden ja ein unstillbares Verlangen, sich immer wieder neue Partnerinnen zu suchen. Ist er damit erfolgreich, beruht dies jedoch nicht auf Zwang! Im Gegenteil, so manche Frau fliegt solchen Charmeuren regelrecht zu, was vermutlich mit einem besonderen Charisma dieser Casanovas zu tun hat. Unbeliebt sind sie, sofern noch ungebunden, beim weiblichen Geschlecht also nicht unbedingt. Und viel mehr als ein wenig Herzeleid beim abzusehenden 'Bye-bye' richten sie in der Regel ja auch nicht an.

Sexbesessene Männer glauben vielleicht, sich mit der Zahl ihrer Eroberungen als Person aufzuwerten. Spekulationen, ihre Spiegel an Testosteron, dem männlichen Sexualhormon, könnten weit über Normalwert liegen, sind nicht belegt. Schließlich ist es ja auch das Hirn, das die Lust steuert. Und dort, nicht in den Hoden, entstehen Neurosen!

Ich kenne Frauen, die sich mit der Untreue eines Partners recht gut zu arrangieren scheinen, ist ihnen doch anderes, der Erhalt ihres sozialen Status etwa, wichtiger als die Liebe. Eine verständigte sich mit ihrem Fremdgänger auf eine sogenannte 'offene Ehe', mit anderen Worten, auch sie geht nun fremd. Wirklich glücklich ist dabei aber wohl keine von ihnen.

Nicht wenige der Frauen suchten im Übrigen die Schuld am Scheitern ihrer Beziehung mit einem untreuen Mann bei sich selbst. So meinte etwa auch Frau B., die Frau des Professors, vielleicht sei sie doch zu dick geworden, um ihrem Mann noch zu gefallen, oder es hätte womöglich an den alten Pyjamas gelegen, in denen sie gern frühstücke. Unsinn!, kann ich nur sagen. Auch wenn wir uns völlig neu erfinden würden – einen vom Sex Besessenen hat man nicht allein!

Frauen, die auf Treue stehen und dennoch auf einen Fremdgänger hereingefallen sind, sollten diesen Schürzenjäger besser ganz schnell laufen lassen und das Glück bei einem t r e u e n Partner suchen. Denn, 'w e r e i n m a l f r e m d g e h t', sagt der Volksmund, 't u t e s w i e d e r'. Auch wenn dies nicht in jedem Fall zutreffen mag, ein Körnchen Wahrheit ist daran!

Ein fürsorglicher Chef

Charlotte, eine Zug-Bekanntschaft, war mit Abstand die Älteste meiner Gesprächspartnerinnen. Als ich ihre Geschichte vor gut zwei Jahren aufzeichnete, war sie bereits achtzig. Dabei hätte ich sie für eine fitte Sechzigerin gehalten!

Als Frau interessierte mich natürlich, wie sie das geschafft hatte. Botox?, fragte ich. Nein, wie man sehen könne, meinte sie, und krauste die Stirn. Aber sie hätte wenig Sonne an ihr Gesicht gelassen, denn nichts mache runzliger als die UV-Strahlung des Lichts. Und ihre Top-Figur? Bekanntlich wäre sie ja Nachkriegskind gewesen, hätte oft gehungert, erklärte sie. Später, als Studentin – sie ist Biologin – hätte sie ihr winziges Budget zum Ärgernis ihrer Mutter lieber für Seidenstrümpfe ausgegeben, als fürs Essen. Und noch später, im Beruf, hätte ihr für geregelte Mahlzeiten schlicht die Zeit gefehlt. Wegen all dieser mageren Perioden sei sie womöglich schlank und relativ gesund geblieben.

Zufällig waren wir beide in der Forschung tätig gewesen, viel gereist. Es gab also viel zu bereden, und die Zeit verging uns im Flug. Weil wir fanden, es lohne sich, unsere Gespräche fortzusetzen, besuchte ich Charlotte kurz darauf in H. Sie lebt in einer eher bescheidenen, aber behaglichen kleinen Wohnung, zu der ein Gärtchen gehört. Dort zeigten sich uns zwei Amseln. Die eine, jung, sorglos, sei so zutraulich, resümierte Charlotte, dass sie ihr fast aus der Hand picke. Die andere, älter wohl und schon ein wenig klapprig, sei dagegen scheu. Es wäre wie beim Menschen. Im Alter würde man vorsichtig, mache sich ständig Gedanken. Was hätte sie früher nicht alles riskiert, ohne viel Tamtam weg gesteckt!

Weg gesteckt?! Da hat sie womöglich Schlimmes erlebt?, sagte ich mir. Bekanntlich war ich ja aufs Miteinander der Geschlechter fokussiert und lenkte das Gespräch daher in die entsprechende Richtung.

Privat sah es bei Charlotte so aus: Sie hatte nie geheiratet, sei aber in jungen Jahren lange liiert gewesen, erzählte sie. Und zwar mit einem Schwiegermutter-Traum von Mann, bestens aus-sehend, promoviert, in Führungsposition. Als sie sich dennoch getrennt hätte, weil er nicht der 'Richtige' für sie gewesen sei, wäre sie bei anderen Frauen auf völliges Unverständnis gestoßen. Eine 'so gute Partie' lasse man doch nicht laufen!

Auch in den 1960er Jahren noch, erinnerte sich Charlotte, sei es jungen Frauen vor allem darum gegangen, einen Ehemann zu ergattern – ihre Mütter hätten es ihnen eingebläut. Diejenigen, die das an der Uni bis zum Examen nicht geschafft hätten, hätte man spöttisch 'Sitzengebliebene' genannt. Ein regelrechtes Wettrennen um die pickligen Studiosusse hätte stattgefunden!

Charlotte selber hatte später, wie sie erzählte, einige Liebschaften gehabt, Fernbeziehungen stets und nur kurzdauernd. Nicht nur, weil es wieder nicht die 'Richtigen' gewesen seien. Ihr anspruchsvoller Beruf hätte sie nämlich auch fast all ihre Freizeit gekostet – zu leidenschaftlich, meine sie heute, hätte sie den Job gemacht.

War die Liebe bei ihr also auf der Strecke geblieben? Oh nein, erklärte Charlotte, aber jetzt möge ich gut durchatmen. Fast siebzig sei sie nämlich schon gewesen, als sie ihr am Ende doch noch begegnet sei! Und zwar in Gestalt eines Handwerkers, den ihr eine Firma hin und wieder geschickt habe! Ohne höhere Schulbildung und weit jünger als sie, sei er dennoch die Liebe ihres Lebens geworden. Nie hätte sie einen seelenvolleren, zärtlicheren, einfühlsameren Mann als ihn in den Armen gehalten! Männer hätten es sich ja schon immer herausgenommen, weit jüngere Partnerinnen zu wählen – umgekehrt wagten es nun auch die Frauen. Sie und ihr Lebensgefährte jedenfalls hätten sich entschieden, den bourgeoisen Konventionen zu trotzen, ihr seltenes, sehr besonderes Glück festzuhalten!

Natürlich fragte ich mich, wie diese selbstbestimmte Frau in den noch stark patriarchalisch geprägten Jahren ihrer Berufstätigkeit klar gekommen war. Nun ja, meinte Charlotte, da könne sie mir so einiges flüstern! Leicht hätte man es als Frau nicht gehabt, aber sie hätte sich ganz gut geschlagen. Zum Glück sei sie in einer sehr speziellen Funktion tätig gewesen, für die es damals kaum Experten gegeben hätte. Vielleicht erkläre dies, weshalb die Herren sie – zumindest 'die oben', wenn auch nicht ausnahmslos, Stoffel gäb's überall – meist recht galant behandelt hätten.

Als Charlotte nun einige Fotos von sich aus jenen Jahren vor mir ausbreitete, war mir klar, warum: Auch mit fast vierzig noch war sie eine Frau gewesen, deren Erscheinung – sehr blond, sehr schlank, sehr sexy – Männerwünsche auf sich zog. Wurde denn damals keiner aufdringlich?, wunderte ich mich.

Im Kollegenkreis schon, meinte sie, aber die seien alle abgeblitzt. Sie hätte längst Spannenderes im Kopf gehabt als Männergeschichten, und am Arbeitsplatz sowieso. Darauf schwieg sie eine Weile. Naja, meinte sie dann, einmal hätte sich in der Tat etwas 'echt Unterirdisches' ereignet, mit einem 'Abschaum von Chef'! Wie ein Porno hätte es sich vor ihren Augen abgespielt! Ein 'Looser' sei der gewesen, ein 'Mistkerl kurz vorm Abschuss', bei dessen Demütigung sie zuvor zufällig Zeuge geworden sei. Aber sie hätte den Vorfall rasch abgehakt, auf ihre Weise. Vor allem habe sie mit niemandem darüber geredet, weil immer die Gefahr bestünde, dass etwas von dem Dreck in den man dabei reingezogen würde, an einem hängen bliebe.

Sie erinnern Sich? Es waren diese, Charlottes Worte, die ich eingangs zitierte! Eine außergewöhnliche Frau, die mir 'das Übelste', das ihr, wie sie beteuerte, im Leben widerfahren sei, dann doch noch offenbarte. Und sie erzählte es mir so:

„Ich hatte nach dem Abi ein Jahr 'au pair' in England vertrödelt, als unbezahltes Kindermädchen für eine der Siegermächte gearbeitet, um meine Fremdsprachen-Kenntnisse aufzubessern.

Und, klar, ein bisschen Abenteuerlust war auch dabei! Einige andere Mädchen, die es genauso machten, alle mit Abi, hat man für die deutschen Kriegsverbrechen ganz schön büßen lassen, die mussten für die Briten Böden schrubben, was das Zeug hielt! Ich dagegen hatte 'ne Menge Glück!

Zurück in Deutschland, hab ich danach zwei Studien absolviert, hatte bald auch ein Diplom in der Tasche und hielt Ausschau nach einem Job. Gut, ich wollte forschen, nicht aber in einem der muffigen Keller-Labors meiner Uni! Stattdessen schielte ich auf die vielseitigen Möglichkeiten der Industrie. Besonders ein bekannter deutscher Pharmakonzern hatte es mir angetan, der in einer kleinen Universitätsstadt eine Niederlassung unterhielt, die eine Reihe weltweit begehrter medizinischer Spezialprodukte entwickelt hatte und sie damals noch als alleiniger Hersteller vertrieb.

Diese kleine Firma mit etwa eintausend Mitarbeitern, in der ständig an innovativen Projekten getüftelt wurde, war in der Fachwelt so angesehen, so gefragt, dass jeder, der dort einen Job ergattern konnte, zugleich damit auch ein beachtliches Renommee erwarb, das ihm für die Zusammenarbeit mit Externen so manche Tür öffnete.

Nachdem ich zufällig auf eine Anzeige jener Firma gestoßen war, in der Spezialisten für den Forschungsbereich gesucht wurden, reichte ich schleunigst C.V., Foto et cetera ein und wurde auch gleich zur Vorstellung gebeten.

Als ich deren Personalchef dann gegenüber saß, in Kostüm und weißer Bluse – galt damals als schick! – merkte ich gleich, dass der ein Dödel war, und leiden konnte der mich auch nicht. Er log dann auch, der mich interessierende Posten sei ausschließlich Ärzten vorbehalten, eventuell hätte er aber in der (mich langweilenden) Fertigung was. Ich winkte ab. Kaum jedoch daheim, rief ich, ganz schön dreist, den Chef der begehrten Abteilung persönlich an, bat ihn um ein Gespräch. Und der, deutschstämmig aus dem früheren Böhmen, ein angenehmer Mensch, bei dem man – lustig! – nie wusste, ob er Briefbögen oder Prüfbögen meinte, gab mir den begehrten Posten auf der Stelle – unter dreiundzwanzig Mitbewerbern!

Mit den Ärzten in der Industrie war das damals so eine Sache. Für die war das zu jener Zeit eine Abstiegskarriere, und wer will die schon! Bewarb sich doch mal einer, hatte der fast immer eine Macke. Aber sie wurden für Unterschriften gebraucht, die eigentliche Arbeit dagegen stemmten oft Naturwissenschaftler.

In unserer Abteilung waren wir, vom Chef und den Sekretärinnen abgesehen, neun. Unser Ärzte-Team bestand aus zwei deutschen Seniorinnen, von denen die Eine ständig Schwindelanfälle, die Andere Migräne hatte, und die meist abwesend waren, einer ausgesprochen kompetenten, jungen Tschechin, die man aber, wohl wegen ihres Akzents, nicht recht zum Zuge kommen ließ, und schließlich noch einem betagten Spanier, der aber kaum Deutsch sprach, auch nicht reisen wollte. Weiterhin gab es noch den Chef-Vertreter, einen leberkranken deutschen Tierarzt, der oft mit dem Kopf auf dem Schreibtisch schlief – er hatte danach immer diesen roten Fleck auf der Stirn – sowie eine für unsere Statistik zuständige Mathematikerin, auch deutsch, die ihre Katze in ihr Bett ließ und so streng roch, dass man sogar in ihrer Abwesenheit ihr Büro gemieden hat, denn ihr 'Odeur' hatte sich dort in die Tapeten gefressen. Den Rest stellten dann wir Naturwissenschaftler: Zwei supernette Jungs, frisch von der Uni, einer Apotheker, der andere Chemiker, sowie meine Wenigkeit, alle ebenfalls hiesig.

Eines Tages schickte uns der Personal-Dödel einen von ihm persönlich ausgewählten 'Tierarzt', um unser Team aufzustocken. Ich schildere dir diesen unglaublichen Fall, weil du dann besser verstehst, warum das Übel, das mir später zustieß, überhaupt zustande kam.

Der Neue, ein unscheinbarer kleiner Mann – schmuddeliger Hemdkragen, Glasauge – schmiss mit medizinischen Fachausdrücken nur so um sich. Mittags ließ er sich von einer Sekretärin immer zwei Magenschnäpse aus der Kantine holen, gegen angebliche Beschwerden. Als er sich später aus dem Staub gemacht hatte, waren seine Schreibtischfächer randvoll mit den geleerten Fläschchen...

Er war mir unterstellt worden, hatte mir alle Berichte, die er verfassen sollte, um sich einzuarbeiten, vorzulegen. Doch schon sein erster zeigte

Absonderliches: So bezeichnete er etwa Nieren als 'Renalen', was nicht mal ein Medizin-Student im ersten Semester verbrochen hätte. Meine Alarmglocken begannen zu läuten! Beim nächsten Bericht, den ich ihm korrigiert retour gab, stieß er beim Aufspringen vor Wut seinen Stuhl um, schrie mich an, das ließe er sich von einer Jüngeren nicht bieten. Schließlich sei er nicht nur Tierarzt, sondern auch Humanmediziner, betreue in München zwanzig Leukämie-Patienten! Und er hätte auch noch auf Lehramt studiert, bereits in Schulen unterrichtet...

Ja, hat sie der Personalchef denn noch alle?, fragte ich mich. Der ist doch auf 'nen Hochstapler reingefallen!

Am Tag darauf hielt mir der Neue auch noch einen zerknitterten Zettel unter die Nase, auf dem die Stadt München 'Herrn Dr. med. E.', besiegelt mit einem verblassten Stempel und nichtssagendem Kringel als Unterschrift, die Behandlung von Leukämie-Patienten gestattete!

Ich überlegte. Die Stadt München? Das kann doch nur eine Gesundheitsbehörde! Kurzum, die Sache stank gewaltig! Als der Chef meinen Verdacht beim Personal-Dödel ansprach, ließ der ihn abblitzen. An den Papieren des Mannes sei nichts auszusetzen! Im Übrigen hätte der vor Kurzem auf einer Sitzung sogar beim Forschungsleiter einen ganz vorzüglichen Eindruck hinterlassen...

Jener Forschungsleiter war ein derart unnachsichtiger, strenger Mann, dass nicht wenige in der Firma vor ihm zitterten. Zu dessen Sitzung hatte unser Chef den Neuen entsandt, weil er künftig ein Projekt bearbeiten sollte, das dort zur Sprache kam. Als dieser dann von jener Besprechung in die Abteilung zurück kam, prahlte er, er und der Forschungsleiter hätten 'einander die Bälle nur so zugespielt'!

Kurz darauf, es war ein Montag und er war nicht zum Dienst erschienen, teilte er telefonisch mit, sein Glasauge sei herausgefallen und er hätte nach Österreich gemusst, weil es nur dort einen Spezialisten dafür gäbe. Auch diese bizarre Ausrede fand keine besondere Beachtung – bis auf die Sekretärinnen allerdings, die lachten sich krumm.

Von da an blieb der Neue jeden Montag weg. Als ich's dem Chef meldete, meinte der nur: „Nun ja, der Mann ist Mediziner, da ist man nicht so kleinlich!" Er war schon auf dem Absprung, hatte seinen 3-Jahresvertrag ums Verplatzen nicht verlängern wollen, die Provinz gefiel ihm nicht. Aber er hat es doch noch mitgekriegt, dass eines Tages - der Neue hatte sein Probejahr schon fast beendet – die Kripo vorm Werkstor stand. Es war ein Montag, und 'Glasauge' war mal wieder nicht im Dienst. Sie suchten ihn wegen Fahrerflucht! Es hieß, er hätte einen schweren Verkehrsunfall verursacht, bei dem ein Mensch ums Leben gekommen wäre, sei dann untergetaucht. Und ein Doktor der Tier-oder Humanmedizin sei der im Übrigen auch nicht, bloß Stallknecht in einem Wiener Pferde-Gestüt! Uns forderte man auf, umgehend Meldung zu machen, sobald er sich blicken ließe. Aber das tat er nicht, wir sahen ihn nie wieder. Irgendwie hatte der Gauner Lunte gerochen! In seiner Wohnung fand man, als man sie aufbrach, nichts als eine Matratze und Unmengen leerer Schnapsflaschen...

Damals ließen sich Identitäten noch nicht so leicht überprüfen, Internet gab's ja noch keins! Und PCs hatten wir im Übrigen auch noch nicht, die kamen erst in den Achtzigern... Aber genial ist 'Glasauge' gewesen, keine Frage. Zog all die superschlauen Akademiker übern Tisch! Meine Güte, wie behindert manche Männer aber doch in Sachen Menschenkenntnis sind!

Als unser guter Boss dann weg war, wurstelten wir erst mal alleine weiter. Während den Kollegen von der Mutterfirma aber ein Aufpasser verordnet war, dem sie berichten mussten, hatte der scheidende Chef speziell für mein Ressort Sonderkonditionen ausgehandelt, die mich von solcher Berichtspflicht befreiten. Ich kümmerte mich damals um einige sogenannte 'Prestige-Projekte' der Firma, deren weitere Entwicklung in Zusammenarbeit mit entsprechenden Experten mehrerer europäischer Unis ich betrieb. Eine spannende Thematik, für die es damals weltweit kaum eine Alternative gab und die deinen ganzen Grips erforderte! Dazu die Reisen, das großzügige Budget, mit dem man ausgestattet war, die Menschen, die man dabei traf – kurzum, ein Bombenjob, zumal für eine Frau! Mit Haut und Haaren hatte ich mich ihm verschrieben!

Doch das Unheil nahte! Und zwar in Gestalt eines Mediziners, Typ 'Langer Lulatsch', Österreicher wie schon 'Glasauge', mit spitzer Nase und gigantischer Schuhgröße (beides sah man zuerst, wenn er ins Zimmer trat), und geradezu abartig darauf versessen, in unseren Büros die Fliegen zu jagen, bis er sie mit seiner Zeitung am Fenster zerquetschen konnte. Mit anderen Worten, du ahnst es, es war der neue Chef! Der Dödel von der Personalabteilung hatte wieder einmal zugeschlagen!

Nur wenige Tage nach seinem Antritt rief mich der neue Chef in sein Büro. Meine Projekte, erklärte er, interessierten ihn am meisten. Auslandsreisen in meinen Angelegenheiten würden wir daher künftig stets gemeinsam tun. Doch nachdem dies zweimal stattgefunden hatte, machte dem die Firmenleitung zum Glück ein Ende. Frau P., ich also, arbeite selbständig, hieß es, eine Begleitung auf meinen Reisen sei daher weder notwendig noch erwünscht.

Zu Kongressen dagegen, deren Besuch uns, sofern sie unsere Sachgebiete betrafen, ohne Einschränkung gestattet war, reiste natürlich auch er. So auch zu einem in Basel. Als ich dort in einer Pause mit Kollegen zusammenstand und erwähnte, dass ich mir später in der Stadt ein Paar Schuhe kaufen wolle, bettelte der Chef, der es mitbekommen hatte, geradezu darum, mich begleiten zu dürfen. Er kenne Basel noch nicht, würde sich dort daher gern ein wenig umsehen. So lästig es mir war – wie hätte ich es verhindern können?

Im Schuhgeschäft dann ging er mir gewaltig auf den Nerv. Wie ein Sklave hechelte er hin und her, dabei immer neue Schuhe anschleppend, die er mir – der Verkäufer hatte sich längst mit einem Grinsen davongemacht – zu meinen Füßen knieend, anpries. Nur mein energischer Protest hielt ihn davon ab, sie mir auch noch an- und auszuziehen! Ich hielt es für eine Marotte. Oder war er Schuhfetischist? Dass er es auf mich abgesehen haben könnte, daran dachte ich damals noch nicht.

Schließlich dann der Weltkongress in Wien. Er, einige Kollegen unserer experimentellen Forschung, mit denen er sich inzwischen bereits beharkte, und ich nahmen teil. Schon im Flieger hatte er mich nach vorn gezerrt mit der Begründung: „Zu den Lümmeln setzen wir uns nicht! Die verbreiten nichts als Lügen!"

Ich hatte in Wien ein Riesenarbeitsprogramm. Mit mehr als zwanzig Experten, mit denen wir kooperierten, mussten schwierige Gespräche geführt werden. Jede Minute der wenigen Tage war dafür verplant.

Am ersten Abend gab es im Hilton, wo der Kongress stattfand, den üblichen Empfang. Hunderte Wissenschaftler aus aller Welt standen, ein Glas in der Hand, im großen Saal beisammen, Kellner drängelten sich mit Häppchen zwischen ihnen hindurch. Im Getümmel entdeckte ich Professor S., einen hoch respektierten, leitenden Beamten des Wiener Gesundheitswesens, dessen Forscher an unseren Projekten werkelten, worauf wir mehr als stolz waren. Er war ein Gentleman alter Schule, einer der feinsten, liebenswürdigsten Menschen, denen ich im Lauf meines Berufslebens begegnet bin. Jetzt, auf dem Kongress, war er ohne Zweifel die gefragteste Persönlichkeit, von Gesprächspartnern nur so umzingelt. Als sich eine Gelegenheit ergab, ging auch ich hin und wurde, wie stets, wenn ich ihn aufsuchte, mit freundlichem Lächeln begrüßt.

Plötzlich stand da mein Chef neben mir, und streckte dem Professor die Hand hin. Ich wollte ihn gerade vorstellen, da erstarrte das Lächeln des Professors. Mit eisiger Miene sah er meinen Vorgesetzten an und verweigerte ihm den Handschlag! Es war eine öffentliche Desavouie- rung, mit anderen Worten, eine Demütigung ersten Ranges, wie man sie in solchen Kreisen wohl selten erlebt, und ich war deren Zeuge gewesen!

Am nächsten Tag fanden Vorträge statt und auch ein Teil meiner Besprechungen, von denen ich eine mit einem Gast beim Mittagessen im Speisesaal des Hilton führte. Da sich gleich an die Mittagspause ein wichtiger Vortrag zu einem der von mir betreuten Projekte anschloss, hatte ich die Kollegen vorsorglich gebeten, mich dort zu vertreten, falls ich mich verspäten sollte. Natürlich konnte ich meinen Gast beim Essen nicht drängen und auch der Kellner ließ mich zu meinem Pech endlos auf die Rechnung warten. Als ich schließlich zum Vortrag hetzte, hatte man ihn kurzfristig in einen anderen Raum verlegt, den ich nicht fand. Ich hab das verflixte Ding verpasst!

Etwas später traf ich mit den Kollegen in der Lounge zusammen, wo sie mir gerade die wichtigsten Punkte jenes Vortrags berichteten, als plötzlich mein Chef zu uns trat. „Kommen Sie mit!", herrschte er mich an.

„Worum geht's denn?", fragte ich.

„Sie sollen mitkommen!", antwortete er mir im Befehlston.

Während uns die Kollegen verwundert hinterhersahen, steuerte er mit mir zum Lift. Wir fuhren einige Etagen hoch, liefen durch einen Flur, standen schließlich vor seinem Zimmer.

„Was soll ich denn da drin?!", fragte ich empört.

„Das werden Sie gleich wissen!", erklärte er kurzangebunden. „Ich habe Wichtiges mit Ihnen zu bereden!"

Dass eine Besprechung im Hotelzimmer des Chefs unmöglich war, dessen war ich mir bewusst. Wenn das jemand sieht, überlegte ich, ist dein Ruf hin! Der Blödian weiß offensichtlich nicht, was sich gehört, ist schlicht naiv! Besser, vor seiner Tür jetzt keinen Aufstand machen! Ich ging also mit ihm rein.

Dass nicht er der Naive war, sondern ich, sollte ich bald merken.

Drinnen bot er mir höflich einen Sessel an, dann einen Drink aus seiner Minibar, den ich ablehnte. Nachdem er sich selber irgendwas Alkoholisches eingeschenkt hatte, ließ auch er sich in einem

Sessel nieder. „Sie sind soeben einem der für unsere Firma wichtigsten Vorträge ferngeblieben!", erklärte er in strengem Ton. „Das ist ein schweres Pflichtversäumnis, das ich, so leid es mir tut, der Firmenführung melden muss! Es wird erhebliche Folgen für Sie haben!"

Noch blieb ich ruhig, wie meist, wenn es in meinem Leben schwierig wird. Ich legte ihm die Sachlage klar, dass es ein Missgeschick war, ich im Übrigen vorab für Vertretung gesorgt hätte. Aber er wollte nichts davon hören, wiederholte mehrfach, seinen Drink dabei genießend, dass eine 'so schwere, dienstliche Verfehlung' selbstverständlich zu melden sei.

Und dann geschah es! Er hatte sein Glas abgestellt, sich in seinem Sessel lang gemacht, die Beine gespreizt, die Riesenfüße in den schwarzen Schuhen von sich gestreckt. „Aber Sie sind doch eine Frau und wissen, was man dagegen tun kann!", erklärte er, während er gemächlich seinen Hosenladen öffnete.

„Sie Schwein!",schrie ich, hätte ihm fast ins Gesicht gespuckt. Dass ich es dann doch nicht tat, gehört zu den Dingen meines Lebens, die ich bereue. Dann rannte ich aus dem Zimmer, donnerte die Tür hinter mir ins Schloss.

Womöglich glaubst du, dass ich die Sache als Demütigung empfand? Aber wieso denn? E r war doch der Erniedrigte! Um die erhoffte Befriedigung gebracht und mit geöffnetem Hosenladen da zu sitzen, kann kein sonderlich erhebendes Gefühl gewesen sein! Für die restlichen Tage in

Wien jedenfalls blieb das Schwein verschollen!

Zu Hause reichte ich dem Personalchef dann umgehend meine Kündigung ein, mit der Begründung, ich könne mit meinem Vorgesetzten nicht zusammenarbeiten. Ich legte auch gleich die beachtlichen 27 Protokolle der Arbeitsgespräche dazu, die ich in Wien geführt hatte, für den Fall, dass mir der Mistkerl von Chef schaden wollte. Doch so oder so – ich konnte diesen Bastard nicht mehr sehen!

Postwendend bestellte mich der Dödel vom Personalwesen dann auch zu sich, wollte mich überreden, meine Kündigung zurückzuziehen. Gerade m e i n Chef, schwärmte er, sei doch der F ü r s o r g l i c h s t e v o n a l l e n, kein anderer Vorgesetzter im Haus sei s o um seine Mitarbeiter bemüht! Als er das sagte, war ich nahe dran, doch noch von dessen Sex-Attacke zu reden, aber ich schwieg, wie ich mir's vorgenommen hatte. Der Kerl hätte alles abgestritten, mir, wer weiß was, unterstellt. Frauen, die sich gegen männliche Übergriffe wehrten, tat man da ja noch gern als ‚hysterisch' ab. Und so scharf, wie man dort auf Ärzte war, hätte man vermutlich ihm und nicht mir geglaubt…Vergiss nicht, was die Schafsköpfe dem Stallknecht alles zugestanden hatten!

Ich fand dann auch sofort eine neue Stelle – die lagen ja fast auf der Straße zu jener Zeit – und hab die Schurkerei schnell abgehakt. Kein großes Bohei um die Sache gemacht zu haben, das alles nur noch aufgebläht hätte, war in meiner speziellen Situation damals das Richtige, finde ich bis heute.

Etwas muss ich dir noch erzählen! Keine vier Wochen, nachdem ich weg war, wurde das Miststück fristlos gefeuert! Nicht mal seinen Kaffee hätte der noch austrinken können... Den Grund für seinen Rauswurf kannten die Ex-Kollegen zunächst nicht, es sei äußerst diskret abgewickelt worden. Für einen Moment kam mir tatsächlich der Gedanke, sein Hotelzimmer im Hilton, wo es sich abgespielt hatte, könnte verwanzt gewesen sein... Aber schließlich, man war kein US-Konzern, unser kleiner, deutscher Firmenableger für solche CIA-Methoden, weiß Gott, zu bieder... Auch das brüskierende Verhalten des Wiener Professors, dem wirklich Übles voraus zu gehen schien, zog ich in Betracht. Schließlich sickerte aber doch was durch. Ein kiloschwerer, hoch vertraulicher Forschungsbericht, den der Gefeuerte an eine US-Niederlassung der Firma persönlich hatte übergeben sollen, sei nie angekommen, hieß es! Er hätte seine Aktentasche mit dem Ding wohl irgendwo stehen lassen, soll sich der Kerl rausgeredet haben – fragt sich, ob man ihm das glaubte! Und übrigens, der Personal-Dödel, der all den Scheiß angerichtet hat, saß bis zu seiner Rente fest im Sattel!"

Den vorstehenden Bericht, den ich mit dem Diktiergerät aufnahm, hatte ich wegen seiner Überlänge eigentlich kürzen wollen. Dass ich ihn ließ, wie er war, liegt daran, dass er mich vom ersten bis zum letzten Wort gefesselt hat! Ich kann nur hoffen, dass es der Leserin, dem Leser, genauso ging. Denn all zu viele Zeitzeugen einer weiblichen Industriekarriere wie dieser, die nun fast schon ein halbes Jahrhundert zurückliegt, wird es kaum geben!

Primitivste sexuelle Übergriffe, gar im akademimischen Umfeld, gab es demnach auch in den 1970ern. Wie viele Frauen mögen sie, nicht anders als Charlotte, aus Erfahrung, dass ihnen nicht geglaubt wird, verschwiegen haben?

Bei den Frauen der #MeToo-Bewegung beeindruckte mich der Mut, Übergriffe von Männern öffentlich zu machen, die aufgrund ihrer allgemeinen Akzeptanz, ihres Ansehens, ihrer Prominenz, eigentlich fast unangreifbar schienen. Aber diese Frauen hatten Mitstreiterinnen! Zu Charlottes beruflich aktiver Zeit gab es solche Frauensolidarität noch nicht. Sie hat den Übergriff daher aus bekanntem Grund mit sich allein ausmachen müssen, tat es rational und konsequent, schaffte es dennoch, keine seelischen Blessuren davonzutragen. Obwohl sie schwieg, sprach dies, auch in ihrem Fall, beileibe nicht für Schwäche!

Dass Charlotte ohne Bitterkeit auf ihr von Männern dominiertes Arbeitsleben zurückschaut, das damals für Frauen gewiss kein Honigschlecken war, mag auch damit zu tun haben, dass sie in ihren späten Jahren noch die Liebe erlebt. Ähnlich den ganz großen Ausnahmetalenten in der Malerei, dem Geigenspiel etwa, gibt es sie ja auch in der Liebe. Und Charlottes Lebensgefährte scheint eins dieser

Ausnahmetalente zu sein.

Zwar werden es die wenigsten von uns zu einer solchen Meisterschaft bringen. Der übergriffige Mann allerdings weist hier ganz essenzielle Defizite auf! Zu lieben lernen wir in der Regel ja doch, sofern wir Glück haben, in der Kindheit. Im Idealfall von der Mutter, die uns mit beständiger, treuer Fürsorge umgibt, vom Vater, der uns den Wert von Verlässlichkeit lehrt, dem großen Bruder, der älteren Schwester vielleicht, deren Schutz wir genießen, den Großeltern, die uns Geborgenheit geben.

Manch übergriffiger Mann hatte solche Vorbilder womöglich nicht. Wie soll er Gefühle einschätzen, gar aufbringen, die er nicht kennt? Emotional verkümmert, unfähig zur Wahrnehmung seiner selbst und anderer, wenig wenn überhaupt empathiefähig, ist er im Grunde eine tragische Figur.

Nervenkiller Gaspedal

Müssen wir es uns gefallen lassen, wenn uns unser Partner in verachtungsvollem Ton eine 'Dumpfbacke' oder gar 'Idiotin' schimpft? Mit nichten! Dennoch, Beleidigungen eines solchen Kalibers – Juristen nennen sie Verbalinjurien – sind in so mancher Partnerschaft an der Tagesordnung.

Liebesbeziehungen stehen und fallen mit der Achtung, die beide Partner voreinander haben. Lässt die gegenseitige Wertschätzung, auch wenn dies scheinbar nur verbal und unter besonderem Druck geschieht, zu wünschen übrig, ist die Korrosion der Gefühle bereits in vollem Gange!

Sind Männer in diesem Sinne aktiv und wiederholen sich die Szenen, helfen sich ihre Partnerinnen oft mit Verdrängung, auch eine gewisse Abhärtung kann sich einstellen. Doch die Ehen mehrerer Frauen, die mir von solchen Übergriffen ihrer Männer berichteten, kriselten. Ihre Zukunft? Ungewiss.

Das nachfolgend wiedergegebene Beispiel fand ich besonders traurig, handelte es sich doch um zwei zauberhafte, junge Menschen, deren eheliches Fiasko sich dennoch bereits abzuzeichnen schien. Er, ein ausgesprochener Charmebolzen, sie, zart, anmutig, empfindsam.

Zu Ohren kam mir die Sache auf dem Grand Ballon. Der ist mit seinen 1424 Metern der höchste Berg in Frankreichs Vogesen. Von seinem Gipfel hat man bei guter Wetterlage eine prachtvolle Aussicht bis hin zu den Alpen. Und so viele wilde gelbe Stiefmütterchen, wie dort auf den naturgeschützten Wiesen blühen, sieht man nicht oft. Während an jenem Tag im Juni fast überall im Land die Hitze brütete, blies da oben ein eisiger Wind. Die Besucher, Franzosen zumeist, schien das nicht zu verdrießen. In dicke Anoraks verpackt, schlürften sie auf den Außenterrassen des Berggasthofs schwarzen Kaffee, plauderten und bräunten sich das Gesicht in der Sonne.

Vielleicht lag's ja am Wind, aber für mich hatte dieser Berg, kaum, dass ich oben war, etwas Bedrückendes. Der Eindruck verstärkte sich noch, als ich das Restaurant betrat, um mir ein Getränk zu holen. Der schmucklose Raum mit seinen Holztischen, dem großen Panoramafenster, war leer bis auf eine einzelne Person. Es war eine junge Frau, die mit dem Rücken zum Gastraum vor einem Stück Blaubeertorte saß. Natürlich hätte ich mich auch an einem der anderen Tische niederlassen können, aber etwas zog mich zu der einsamen Gestalt.

„Störe ich?", fragte ich, während ich ihr gegenüber Platz nahm. Sie schüttelte stumm den Kopf, stocherte in ihrem Kuchen. Jetzt sah ich, dass sie weinte. Tränen liefen ihr unter der Sonnenbrille hervor.

„Kann ich vielleicht irgendwie helfen?", fragte ich erschrocken..

„Leider nein!", nuschelte sie, nahm die Sonnenbrille ab und kramte ein Päckchen Papiertaschentücher aus ihrem Rucksack. Ungeachtet ihrer vom Weinen geschwollenen Augenlider und der roten Flecken auf ihren Wangen war sie wunderhübsch. „Ach, diese Männer", meinte sie, ihr Gesicht trocknend, „man sollte sie besser nicht so lieben!"

Nachdem sie sich etwas beruhigt hatte, kamen wir ins Gespräch und Ingrid, wie ich sie hier nenne, erzählte mir schließlich, worüber sie traurig war.

„Wir hätten die Route des Crêtes nehmen sollen, von Deutschland aus, wissen Sie! Eine herrliche Kammstraße hier über die Vogesen, 1200 Meter hoch, mit sagenhaften Ausblicken und diesen rustikalen Fermes auberges, wo man so fabelhaft essen kann... Ich hatte es Dieter, meinem Mann, vorgeschlagen. Er dagegen wollte die Tour partout über Colmar machen, weiß der Himmel, warum! Wir kannten uns dort nämlich gar nicht aus! Aber Dieter meinte, es sei doch langweilig, immer nur das zu tun, was alle machten, man müsse sich auch mal 'treiben' lassen... Es war reiner Blödsinn, er hat bloß mal wieder seinen Willen durchsetzen wollen, aber ich hab nachgegeben. Dieter ist nämlich sonst herzensgut! Auch treu, zärtlich, verständnisvoll, freigebig, fleißig... und lustig, weil er mich gern lachen sieht... Dazu ein Bild von einem Mann!

Wenn er nur heute nicht wieder den verflixten Navi vergessen, wenigstens seine Karte dabei gehabt hätte! Die Beschilderung in diesem Land ist ja wirklich unter jeder... Die zeigen ja kaum mal die großen Richtungen an, immer nur das nächste Käsekaff, wo keiner hin will! Und genau deswegen ist es auch wieder passiert!

Dieter ist eigentlich ein prima Autofahrer, hat seit ewigen Zeiten den Führerschein, einen fantastischen Orientierungssinn! Aber auch so Einer verfährt sich ja mal! Und immer dann kriegt mein Mann die Krise! Verliert total die Kontrolle, rastet aus! Klar, nach all dem Herumgekurve wäre vermutlich jeder geschafft. Aber dass er sich dann immer gleich derart vergessen muss...?! Erst fängt seine Stirn zu schwitzen an, seine Hände werden pitschnass... Ich weiß dann immer schon, was kommt! Zuerst ist die Gegend dran, durch die wir fahren... Nach Strich und Faden macht er sie schlecht, nennt sie 'beschissen', will sich dort nie mehr blicken lassen... Auch deren unschuldige Bewohner werden beschimpft! 'Blöde Affen' seien das, 'Hornochsen, total bescheuert', wegen ihrer 'dämlichen Verkehrsschilder'... Dann wird unser Wagen verflucht, der doch sein ganzer Stolz ist! Eine 'verdammte Schrottkiste' wäre der! Und am Ende bin immer i c h dran, bin i c h es, die Schuld an allem hatte! Obwohl es nicht stimmte, obwohl es eindeutig s e i n e Idee war, war natürlich ich es wieder, die auf den 'bekackten' Berg gewollt hat, und die man deshalb niedermachen muss!

Da bin ich nur noch der letzte Dreck, so, wie mich Dieter beleidigt! Er weiß dann nicht mehr, was er redet, dreht völlig durch... Vorhin hat er behauptet, ich hätte ihn schon fünfmal 'denselben Schwachsinn' gefragt! 'F ü n f m a l !', schnauzte er mich an,' f ü n f m a l, d u D u m p f b a c k e !' Ich sei 'a m V e r b l ö d e n', fauchte er, eine 'I d i - o t i n', er hätte es schon seit Längerem bemerkt! Dabei hatte ich den Mund kein einziges Mal aufgemacht!

Als mein Mann die schwierige Lage nach einer Weile gemeistert, den richtigen Weg gefunden hat, ist keine Viertelstunde vergangen, und er war sanft wie ein Lamm! Reuig, liebevoll bemüht, alles wieder gut zu machen! Er kann dann auch wieder völlig ruhig und vernünftig reden, sieht sein Fehlverhalten ein, ist richtig zerknirscht... In solchen Momenten, sagte er mal, stecke er wie in einem Labyrinth, das ohne Ausweg sei. Er wäre dann rat- und hilflos, fühle sich verloren...

Dieter hat sich im Ausland schon öfter mal verfahren, und immer war es das Gleiche: Am Ende war stets i c h die Schuldige, wurde aufs Übelste von ihm beschimpft! In meinem ganzen Leben wurde ich noch nie so beleidigt! Als er das erste Mal derart ausfällig wurde, hab ich ihn sofort verlassen wollen. Aber dann tat er mir auch wieder leid... Nur, so schlimm wie heute..."

Ingrid schwieg, denn in diesem Augenblick wurde die Tür des Restaurants geöffnet und ein junger Mann in Wanderstiefeln, einen Rucksack auf dem Rücken – Dieter zweifellos – kam herein und trat an

58

unseren Tisch. In der Tat, ein verflixt hübscher Kerl war er! Sportliche Figur, blonde Haartolle á la James Dean, auffallend schöne Augen, die im Moment allerdings betreten blickten. Ob seine Frau, meinte er leise, noch einen Rundgang über den Berg machen oder doch lieber zurückfahren möchte?

Ingrid hat so etwas wie 'mir egal!' gemurmelt, ihren Rucksack genommen und mir mit mattem Lächeln noch für meine Gesellschaft gedankt, bevor die beiden zur Tür gingen. Mir fiel auf, dass ihr Mann sie für sie öffnete, ihr dabei den Vortritt lassend. Durchs Fenster sah ich sie noch zum Wagen gehen. Auch dort hielt er seiner Frau die Tür auf, nahm ihr fürsorglich den Rucksack ab, bevor sie einstiegen und davonfuhren.

Ich hatte noch etwas bleiben wollen, besorgte mir am Tresen einen Kaffee und machte mir über das Pärchen so meine Gedanken. Nach allem, was mir die unglückliche junge Frau erzählt hatte, litt ihr Mann offensichtlich unter einem extremen Mangel an Stresstoleranz. Vielleicht waren es schlimme Erlebnisse in seiner Kindheit, an die ihn bestimmte Situationen oder Umstände erinnerten, ausrasten ließen. Allerdings wird ja auch das Leben von Tag zu Tag komplexer, stellt immer neue Anforderungen an uns, denen sich so mancher kaum noch gewachsen fühlt. So, wie dieser junge Mann seiner Frau seinen Zustand in besagten kritischen Momenten im Nachhinein beschrieben hatte, waren es die typischen Symptome von nicht bewältigtem Stress. Verschiedene Hormone (Adrenalin, Noradrenalin, Cortison) treiben dann Herzfrequenz und Blutdruck in die Höhe, stören Wahrnehmung und Urteilskraft des Betroffenen, können ihn gar in Panik versetzen. Dies umso mehr, als er sich jetzt nicht mehr in der Lage sieht, rational zu handeln, um aus dem Dilemma – Ingrids Mann nannte es 'ein Labyrinth' – herauszufinden. Solche Ohnmachtsgefühle lassen Stressopfer im Extremfall ähnlich einem Dementen in der Frühphase seines Leidens zuweilen derart in Wut und Verzweiflung geraten, dass sie die Kontrolle verlieren, Dinge tun, die sie, sobald sich ihr physischer Zustand wieder normalisiert, nicht mehr nachvollziehen können. Wer von uns kennt sie nicht, die Stinkefinger, die unflätigen Pöbeleien im Straßenverkehr, wo Stress die Regel ist?

Ingrid und ihr Mann waren beide noch recht jung gewesen, sie kaum zwanzig, er nur wenig älter, konnten demnach noch nicht lange verheiratet sein. Dass sie ihn vergötterte, lag auf der Hand. Und er? Bis über beide Ohren wird er verknallt in sie gewesen sein – wen hätte ein so zauberhaftes Wesen wohl auch nicht hingerissen? Umso tragischer, dass er diesen liebenswerten Menschen, mit dem ihn das Schicksal beschenkt hatte, geladen, wie er gewesen war, als eine Art Blitzableiter missbraucht hatte, und dies ja nicht zum ersten Mal!

Doch Dieter wird sich ändern müssen!, sagte ich mir. Denn Ingrid würde bald erwachsener sein, sich des eigenen Wertes bewusster, auch ihrer Chancen als Frau. Andere 'Dieter' würden ihr begegnen, und sie würde anfangen, zu vergleichen, sich fragen, warum ihr der eigene nicht dieselbe Achtung entgegenbrächte, wie die. Und sie würde zu seinen gravierenden, verbalen Übergriffen dann auch nicht länger schweigen! Immer öfter würde es deswegen zu ernsten Streitigkeiten, erbitterten Wortgefechten zwischen diesen beiden kommen. Und eines Tages würden Ingrids Gefühle für Dieter schlicht und einfach erlöschen.

Meine Prognose damals für das Paar? Falls sich Dieter nicht umgehend von einem Therapeuten helfen lässt, Stress besser zu bewältigen, wird ihn seine Frau verlassen!

Ekel

Der Höhepunkt eines Ehedramas, um das es hier geht, scheint so bizarr, dass mir ernste Zweifel kamen, ob ich an dieser Stelle überhaupt davon berichten sollte. Ich fragte mich nämlich – und tue es bis heute – ob sich wirklich alles genauso zugetragen hat, wie Annette es mir erzählte. Existieren gewisse Dinge, die ihre kriselnde Ehe schließlich zum Scheitern brachten, tatsächlich? Und wenn ja, wäre dann nicht schon so mancher von uns, ohne es zu ahnen, auf übelste Weise davon betroffen gewesen? Ich jedenfalls hatte bisher noch nie davon gehört!

Nun, sollte in der Tat etwas an dem, was sich nach Annettes Worten zwischen ihr und ihrem mittlerweile von ihr geschiedenen Mann zugetragen hat, nicht in allem der Wahrheit entsprechen, liegt der Fehler jedenfalls nicht bei mir. Mit ihrer ausdrücklichen Erlaubnis hatte ich unser Gespräch nämlich mitgeschnitten. Eine Fantastin, Eine, die sich Lügengeschichten ausdenkt, um andere zu beeindrucken, schien sie mir auf keinen Fall, wirkte, im Gegenteil, eher zurückgenommen. Auch ließ sie die Erinnerung an die scheußlichen Dinge, von denen sie sprach, noch sichtlich erschauern! Im Übrigen konnte auch von Triumphgebaren bei ihr – sie hatte ihrem Mann zum Schluss ja doch ziemlich übel mitgespielt – nicht die Rede sein.

Erzählt hat mir Annette alles am Tag vor ihrer Entlassung aus einer Klinik, in der wir uns beide einem Eingriff unterzogen hatten und uns ein Zimmer teilten. Es war kaum etwas an ihr, das einem groß hätte auffallen können. Um vierzig, schlank, mit kurz geschnittenem, braunem Haar, ohne Tattoos oder sonstigem Szeneschnickschnack, gepflegt und mit guten Umgangsformen, schien sie mir der Typ 'tüchtige Sekretärin', die sie, wie sich herausstellen sollte, tatsächlich dann auch war.

Eine Besonderheit fiel mir aber doch gleich bei ihr auf: Es war ihre übergroße Besorgnis vor möglichen Infektionsquellen, ihre Strenge, Genauigkeit, wo es um Hygienemängel ging. So nahm sie etwa jeden Abend ihre Zahnbürste von der Ablage und verstaute sie in ihrem Kulturbeutel, aus Furcht, eine der Putzfrauen könne sie anfassen. Sie sprach viel von 'multiresistenten Keimen', die dort allgegenwärtig seien, einen schnell das Leben kosten könnten, scheute sich, in ihren Hausschuhen durchs Krankenzimmer zu gehen, bevor es geputzt war.

Schnell war dann aber zu erkennen, dass es mit Annette weit interessanter werden könnte, als befürchtet. Sie redete gern, hörte aber auch genauso gern zu. Schon nach nur wenigen Tagen waren wir recht vertraut miteinander, nannten uns beim Vornamen. Annette war eine überaus Feinfühlige, achtsam nicht nur, was ihre Gesundheit betraf, sondern auch im Umgang mit anderen. Ob Schwestern, Putzfrauen oder Ärzte – alle mochten sie!

Mit jedem neuen Tag, den wir gemeinsam in der Klinik verbrachten, gefiel mir meine Bettnachbarin besser!

Annette hatte zwar nur mittlere Reife, war dennoch enorm belesen. So hatte sie nicht nur die meisten Bestseller verschlungen, erzählte spannend, worum es jeweils ging. Sie kannte sich – für mich geradezu beschämend – auch bestens bei den Klassikern aus! Neben dem Lesen, berichtete sie, seien ihr Garten, ihre Blumen, weitere ihrer Leidenschaften. Gerade versuche sie, zwei verschiedene Rosen-Sorten zu kreuzen, um eine neue zu erschaffen, was aber schwieriger sei, als gedacht. Sie hätte sich kürzlich extra dafür ein Fachbuch zugelegt... Und natürlich schätze sie auch ein gepflegtes, häusliches Ambiente... Ein Putzteufel? Nein, der sei sie nicht, aber schon ein wenig pingelig.

Aber erst die Opern! Mehrfach sei sie schon zu Aufführungen ins Ausland gefahren! Vor allem George Bizets 'Carmen' lasse sie nicht mehr los! Schon drei verschiedene Inszenierungen hätte sie sich davon angesehen! Sie müsse sich aber nun wirklich endlich auch mal den Originaltext von Prosper Mérimée besorgen, der dieser Oper zugrunde liege. Sei es denn überhaupt zu fassen, dass Carmen, die Zigeunerin, den Don José nicht erhöre, diesen wunderbaren Mann, der sie geradezu a n g e b e t e t , sie mit aller nur vorstellbaren Liebe ü b e r s c h ü t t e t hätte?!

Sieh an, staunte ich, wie sie das aufbringt! Es wird ihre Sehnsucht sein, sie wird von einem solchen

Mann träumen! Dass die Gute geschieden war, seither allein im von den Eltern ererbten Haus lebte, hatte sie mir bereits erzählt. Bezüglich irgendwelcher Einzelheiten, dem Scheidungsgrund etwa, hatte sie sich bislang allerdings ausgeschwiegen.

Am letzten Tag unseres Zusammenseins – Annette durfte etwas früher heim als ich – erzählte ich ihr noch von meinen speziellen Interviews mit Frauen, und dass ich sie eventuell veröffentlichen wollte. Sie hörte mir nachdenklich zu, fragte mich dann fast schüchtern, ob nicht auch sie vielleicht für ein solches Interview infrage käme? Natürlich war mir nichts lieber als das, hatte ich doch längst darauf gehofft! Und, wie bereits gesagt, erlaubte sie mir dann auch – nein, sie wünschte es sogar ausdrücklich – dass ich ihren Bericht aufnahm. Es müsse alles ganauso, wie es stattgefunden hätte und sie es wiedergebe, festgehalten werden, verlangte sie. Nicht, dass am Ende noch s i e als die Schuldige dastehe, nur, weil sie sich e in e in z i g e s M a l für die Zumutungen ihres Ex gerächt hätte!

Hier nun zu Annettes ziemlich aufgeregt vorgetragenem Bericht. Wem sich allerdings leicht der Magen umdreht, dem rate ich, ihn zu überblättern!

„Meine Ehe... also, die war ein Desaster! Ich muss ein bisschen ausholen, damit du alles besser verstehst... Meine Eltern zum Beispiel, wie die sich geliebt haben! Nie hab ich sie streiten gehört! Mein Vater war zwar nur ein einfacher Mann, Werkzeugmacher. Aber der hatte den Schrank voller Bücher! Bücher über alles mögliche, und alle hatte er gelesen! Mir las er, als ich klein war, Märchen vor... Und wie herzensgut er war! Alles hätte er für Mutter und mich getan... Als er starb, war das der schwärzeste Tag meines Lebens!

Auch Mutter war eine ganz, ganz Gute! Auch sie eine eher einfache Frau, Schneiderin hatte sie gelernt... Aber wie schön sie es in Haus und Garten machte! Einen Geschmack hatte sie! Und immer standen bei uns Blumen auf dem Tisch! Mich hat sie rausgeputzt, noch, als ich schon erwachsen war, Kleider für mich gestichelt... Sonntags bestand sie drauf, dass wir uns alle gut anzogen, hat den Tisch besonders fein gedeckt, immer drauf geachtet, dass ich mich benahm...

Bei meinem Ex muss es daheim anders zugegangen sein! Auch er kam ja aus einer Arbeiterfamilie, aber seine Eltern hatten im Gegensatz zu meinen überhaupt keine Kultur! Der hat bis auf den Sport in der Zeitung nie was gelesen! Und auch sonst...

Also, ich red mir das jetzt alles mal von der Seele, ersticke sonst dran! Mein Ex, der ist von Beruf Gärtner, weißt du, bei der Stadt. Als ich ihn kennen lernte, war ich fast dreißig, hab nicht geglaubt, dass ich überhaupt noch Einen abbekomm... Sicher, einen Freund hab ich mal gehabt, aber nichts Festes... Damals ging ich öfter im Botanischen Garten spazieren, kam dort eines Tages mit dem Ex ins Gespräch. Der redete über Bäume, Sträucher und so, was mir gefiel. Beim nächsten Besuch dort hielt ich ein bisschen Ausschau, stöberte ihn schließlich auf. Wir gingen dann öfter zusammen wandern, verstanden uns gut. Um es abzukürzen, wir kamen uns näher und näher, marschierten schließlich – waren ja beide Singles – zum Standesamt. Ganz ehrlich, ich hab ihn anfangs wirklich geliebt! Er sah da auch noch recht gut aus, obwohl er schon fast vierzig war...

Damals war Mutter gerade gestorben, ich hatte sie einige Jahre gepflegt. Das war arg stressig gewesen, so neben dem Beruf, aber man tut's doch gern für einen geliebten Menschen! Und dann, ohne sie, allein im stillen Elternhaus – ich hab's nur schwer ertragen! Vielleicht habe ich mich auch deswegen ein wenig übereilt in diese Ehe gestürzt...

Mit Paul, meinem Ex, sah's nämlich anders aus, sobald er zu mir gezogen war! Für eine gepflegte Häuslichkeit hatte der überhaupt keinen Sinn! Meine Kolleginnen erzählen, dass sich ihre Männer vor der Wohnungstür, wenn sie nach Hause kommen, immer die Schuhe ausziehn – so rücksichtsvoll sind die! Paul dagegen stiefelte ungeachtet meiner Bitten immer stur mit seinen dreckigen Arbeitsschuhen rein, wollte es einfach nicht lassen! Überhaupt... kam er heim, war er natürlich hungrig, wollte was essen... Wär ich ihm da nicht zuvor gekommen, hätt ihm rasch seine Stullen geschmiert, hätte er Brot und Wurst mit ungewaschenen Händen angefasst! Beim Essen saß er bald nur noch mit schwarzen Fingernägeln am Tisch... Und wie er über seinen Tellern hing, die Suppe schlürfend, die Ellbogen aufgestützt... Immer mehr ließ er sich gehn, wurde übergewichtig, richtig schwammig... Wenn Männer um vierzig sind, geht's ja bekanntlich damit los, dass sie ihre Figur verlieren, wenn sie nicht auf sich achten! Auch lernen sie dann ja nichts mehr dazu! Alles soll immer genauso weitergehn, wie's am bequemsten für sie ist!

Also – warum soll ich's verschweigen – Paul hat auch dauernd gerülpst, trank ja immer dies Wasser mit Kohlensäure, weißt du... Das hörte sich fürchterlich an, wenn er aus der Tiefe seines Bauchs in voller Lautstärke geradezu lustvoll die Luft raus ließ! Auch andere, noch ekligere Geräusche, inklusive übler Gerüche, die er sogar bei Tisch von sich gab, musste ich ertragen! Es mache krank, sie zu unterdrücken, belehrte er mich... Und dann die Toilette! Immer musste ich nachputzen, wenn er drauf gewesen war! Mir hatte man beigebracht, auch die Badewanne, wenn man sie benutzt hat, sauber zu hinterlassen. Paul dachte gar nicht dran! Und dann seine fürchterlich riechenden Socken! Kann man ja verstehn, dass einer Schweißfüße kriegt, der den ganzen Tag auf den Beinen ist! Aber er hat das stinkende Zeug einfach irgendwo hingeknallt, auch seine dreckigen Arbeitsklamotten, die ich Tag für Tag für ihn waschen musste... Geküsst hatten wir uns schon lange nicht mehr. Er hatte schlechten Mundgeruch, da er sich selten die Zähne putzte... Glaub mir, es war echt eklig!

Nicht, dass du jetzt denkst, ich sei ein Hausdrachen gewesen! Nein, das war ich wirklich nicht! Ganz vorsichtig hab ich diese Dinge anfangs bei ihm angesprochen, in ruhigem Ton. Er hatte es ja nicht anders gelernt, hab ihm helfen wollen. Aber da ist er gleich ausgeflippt, laut geworden, richtig wütend! Mit den Jahren wurde er überhaupt immer ungerechter, herrischer, kehrte den Macho raus, oder er redete gar nicht mehr mit mir, stumm saßen wir einander dann gegenüber... Ganz sicher sah auch er in unserer Ehe längst einen Fehler... Mein 'Benimmquatsch', mein 'Lesefimmel', meine 'Opernhysterie', wie er es nannte - sie waren die Stachel in seinem Fleisch! Ständig ritt er verächtlich darauf herum... Andererseits, er hatte sich ja ins behaglich gemachte Nest gesetzt, das sich meine guten Eltern im Schweiß ihres Angesichts geschaffen hatten... Eine Scheidung, die ich ihm, ziemlich verzweifelt, wie ich inzwischen war, schließlich anbot, lehnte er, allein aus diesem Grund, glaub ich, ab...

Es hatte ja schon immer ein paar Dinge gegeben, die mich ekelten. Aber Pauls Ignoranz gegenüber jeglicher Kultur hat wohl meine Möglichkeiten, Ekel zu unterdrücken, übermäßig strapaziert... So sind etwa Würmer was Schlimmes für mich, vielleicht, weil mir mein älterer Cousin in unserer Kindheit mal einen fetten, zappelnden Regenwurm in die Haare steckte... Oder auch Fisch! Ich hatte mal eine böse Fischvergiftung, kann ihn seither nicht mehr riechen, in rohem Zustand nicht mehr anfassen, ohne dass mir übel wird! Mit Paul hatte ich daher gleich zu Anfang ausgemacht, dass es bei uns zu Hause keinen Fisch geben würde, womit er damals auch einverstanden war, obwohl er nichts lieber aß, als den. Von unserer Absprache wollte er da auch bald nichts mehr wissen, verlangte trotzdem Fischgerichte von mir! Schon deren Zubereitung schlug mir auf den Magen! Nie nahm er auch nur die geringste Rücksicht auf mich, immer ging alles nur nach ihm! Ich schaffte es einfach nicht, auch einmal m e i n e Wünsche bei ihm durchzusetzen!

Nun aber zum wirklich schlimmen, zugleich aber auch befreiendem Tag, an dem Paul schließlich doch, wenn auch zähneknirschend im wahrsten Sinn des Wortes, in die Scheidung einwilligte.

Es war schon hochsommerlich heiß an jenem Morgen, viel zu früh für Anfang Juni, als ich damals auf die Terrasse trat. Auch die Nacht war unerträglich warm gewesen, mein Mann und ich hatten kaum ein Auge zugetan, wie ich mich noch gut erinnere. Während er schon zur Arbeit aufgebrochen war, wollte ich selber es mir an meinem freien Tag daheim gemütlich machen. Jede Einzelheit dessen, was sich dann abspielte, steht mir noch heute vor Augen! Ich warf einen Blick in den Garten, den mein guter Vater noch selbst vor der Terrasse angelegt hat. Er schien mir besonders geglückt in jenem Jahr – vor allem die Hortensien blühten superschön, fand ich. Wie bunte Luftballons schwebten ihre Blüten im

Morgenlicht, leicht beschattet von den überhängenden Zweigen meines 'Schneewittchens', einer besonders eleganten, weißen Rose, deren Pracht einen bis in den Spätherbst erfreut. Und dann – ich war noch ganz in die Ästhetik dieses wunderschönen Gartens versunken – sah ich ihn direkt vor meinen Füßen auf den Fliesen: Braunschwarz, nicht trocken, nicht nass, halb breiig, halb fest, unsäglich stinkend und von Fliegen umschwirrt, den Haufen Kot!

Ekel packte mich, wie ich ihn selten empfand. Die weiße Terrasse, die ich täglich mit dem Wasserstrahl spülte – essen hätte man von ihr können – und nun der Dreck einer vermutlich streunenden Katze darauf! Erst kürzlich hatte ich dort Pfotenabdrücke eines solchen verwilderten, ohne Zweifel von Parasiten verseuchten Tiers auf einem der Sitzkissen entdeckt, es voller Abscheu entsorgt. Panik ergriff mich. Ich musste das widerliche Zeug beseitigen, aber wie? Mit der Schaufel, dem Besen? Aber nein, die würden ewig stinken! Ich griff daher zum Wasserschlauch. Nur so, nur aus ein paar Metern Entfernung, würde ich's schaffen...

Schaudernd, die Augen halb geschlossen, die Zähne zusammengebissen, richtete ich den Strahl auf die abscheuliche Masse. Bald hatten sich deren weiche Anteile auch gelöst, spülten mit dem Wasserstrahl davon. Doch etwas war liegen geblieben, schien wie festgeklebt am Boden, dessen Anblick mich bei näherer Betrachtung so würgen ließ, dass ich mich fast erbrach: Es war ein Knäuel dicker, rosafarbener Würmer! Vor Ekel fast vergehend und mit voller Wasserkraft trieb ich das widerwärtige Teil Zentimeter um Zentimeter vor mir her, bis es schließlich im Erdreich hinter der Terrasse verschwand. Dann spülte ich die Fliesen, spülte und spülte, während mir der Ekel immer noch wie ein Brocken in der Kehle saß. Schließlich rannte ich ins Haus, schlug die Terrassentür hinter mir zu, auch die des Schlafzimmers, warf mich, vor Abscheu fast geschüttelt, aufs Bett.

Als Paul am Abend nach Hause kam, konnte ich ihm kaum von dem widerlichen Vorfall berichten, so würgte der mich immer noch im Hals. „Nun lass es gut sein, Annette!", herrschte mein Mann mich an. „Das Biest war verwurmt! Sind die Viecher doch alle!"

„Aber Paul", protestierte ich, „das war furchtbar eklig!"

„Klar ist so was nicht appetitlich! Nur, übertreib's nicht wieder, Annette! Mach kein Galama draus!"

„Nicht appetitlich?! Nicht übertreiben?! Es war schauderhaft, einfach schauderhaft!", fauchte ich. „Dieses Rosa, die Glieder... und alle ineinander verknäuelt... mindestens vier oder fünf..."

„Herrgott, Annette! Ein Haufen Katzenscheiße mit ein paar Würmern drin, was soll's? Werden wir jetzt etwa wieder eine dieser Ekel-Debatten haben?! Kapierst du denn gar nicht dass ich Ruhe brauche, wenn ich von der Arbeit nach Hause komme?!... Im Übrigen... was essen wir heute?"

So in etwa, wenn vielleicht auch nicht wörtlich, haben wir damals wegen des Vorfalls gestritten. Ich bebte! Essen, er denkt ans Essen, während mir's hochkommt!, dachte ich zornig. Es war die Höhe! Hätte er doch nur ein einziges Mal, nur ein einziges Mal Verständnis gezeigt!

„Hast du nicht gehört?", wiederholte Paul jetzt gereizt von der Terrasse, wo er inzwischen im Schaukelstuhl saß. „Ich hatte dich was gefragt! Was gibt's zum Essen?"

Ihm ist's wurst, wie ich mich fühle!, dachte ich verbittert. Und dann war plötzlich dieser irre Gedankenblitz da. „Fisch!", rief ich durchs offene Küchenfenster zurück. „Ja, ich mach Fisch, falls sie frischen haben!"

„Sooo?", fragte mein Mann gedehnt. Es klang verblüfft und erfreut zugleich. „Wirst du also endlich vernünftig...?"

Spotte nur!, dachte ich. Ich hatte in der Küche unterdessen mein Kochbuch aufgeschlagen, warf dort einen raschen Blick auf einen vergilbten Zeitungsartikel, den ich zwischen den Seiten des Kapitels 'Fischgerichte' seit Längerem aufbewahrte... Dann lief ich los, zum Fischgeschäft.

Beim Händler, an der Fischtheke, besah ich mir die auf Eis gelegte Ware. Vor jedem der Fische stand ein Kärtchen mit dessen Namen. Fast alle waren sie bereits zerlegt, bis auf ein wahrhaft beeindruckend großes Exemplar, das noch unversehrt, im Ganzen, erhalten war. Nachdem ich das Kärtchen gelesen hatte, zeigte ich darauf.

„Schwertfisch!", rief der Händler begeistert.

„So einen Riesen hatten wir noch nie im Angebot! Gute Wahl!"

Nachdem wir uns auf eine dicke Scheibe aus der Mitte des Fischs geeinigt hatten, wurde er zum Zerlegen nach hinten geschafft. Inzwischen war ein weiterer Kunde zum Tresen gekommen, dessen Fragerei den Händler, als er mit meinem Fisch zurück kam, womöglich aus dem Konzept brachte. Er hatte es, mit rotem Kopf, wie ich glaubte festzustellen, jedenfalls ziemlich eilig, mich abzufertigen.

Daheim in meiner Küche zog ich mir Einmalhandschuhe über, bevor ich das mich ekelnde Teil schaudernd aus seiner Verpackung nahm. Ich tat es mit angehaltenem Atem und zusammengekniffenen Augen, um nichts riechen, nichts sehen zu müssen, während ich es abspülte, mit Papier von der Rolle trocknete, schließlich mit spitzen Fingern ein wenig Salz und Pfeffer darauf verrieb. Dann nahm ich die alte Bratpfanne aus dem Schrank, die ich längst hatte entsorgen wollen, gab ein großes Stück Butter und ein paar Ingwerstückchen hinein. Sobald die Butter zu bräunen begann, legte ich den Fisch dazu, wendete ihn aber sofort und nahm ihn im nächsten Moment auch schon heraus. So blieb der Fisch innen roh, wie Paul, der auch ein fanatischer Sushi-Esser war, es wünschte. Wäre das Zeug nur wenige Sekunden länger in der Pfanne geblieben, hätte ich es 'verdorben', wie mein Mann in solchen Fällen schimpfte.

Erwartungsvoll saß er bereits am Küchentisch,

74

als ich ihm das Trumm servierte. Und diesmal gab es keine Klagen, im Gegenteil. „Perfekt!", rief er schmatzend, nachdem ein großes Stück in seinem Mund verschwunden war. „Du lässt dir eine Delikatesse entgehn, Annette!"

„Sieh gut hin!", riet ich ihm, während ich ein wenig näher trat. „Er könnte Gräten haben!"

„Hat er nicht!" Wieder wanderte ein großes Stück in seinen Mund, während er das nächste bereits bewundernd auf seiner Gabel drehte. „Und diese Konsistenz!", rief er begeistert. „Fast knorpelig... Was für ein Fisch ist es denn?"

„Schwertfisch!" Jetzt drehte sich mir fast der Magen um. Du verdrückst dich besser, sagte ich mir. Doch ich war noch nicht lange aus der Küche, da ertönte aus dem Bad auch schon ein grässliches, von Flüchen unterbrochenes Würgen und Keuchen. Als ich hin lief, hing Paul tief über der Kloschüssel, in die er sich erbrach.

„Um Himmels willen!", rief ich scheinheilig. „Doch Gräten...?"

Noch konnte er nicht antworten, würgte immer wieder Reste seines Essens heraus. Erst als sein Magen leer, alles überstanden war, er sich gereinigt, etliche Schnäpse heruntergespült hatte, redete er. „Keine Gräten, Würmer!"

„Würmer??", fragte ich so arglos wie möglich. „Im Fisch....?!" Es war mein Lohn für acht Jahre Pein.

„In dem verdammten Fisch, ja! Und die bewegten sich auch noch, glaub ich, obwohl sie bereits zerteilt waren... In meinem Leben fress ich den Scheiß nicht mehr!"

Etwas später, er lag völlig erschöpft im Bett, während sich ihm 'vor Ekel' – das Wort war ihm doch tatsächlich herausgerutscht – noch immer die 'Haare sträubten' – ging ich zur Küche und kam mit dem Zeitungsartikel aus meinem Kochbuch zurück. „Sieh mal", so etwa waren meine Worte, „das hier hab ich mir vor Jahren mal ausgeschnitten! Ein Interview mit drei Spitzenköchen! Man hat sie gefragt, was sie in Restaurants grundsätzlich niemals essen würden. Und da hat doch einer wörtlich gesagt: 'Schwertfisch! Wer beim Filetieren eines Schwertfischs einmal gesehen hat, wie sich meterlange Würmer darin winden, der isst den nicht mehr!'"

Mit weit aufgerissenen Augen starrte Paul mich an. „Du w u s s t e s t also davon?? Kaufst t r o t z d e m diesen Fisch...?! Du... du... du... was bist du doch für eine..." Seine Wut verschlug ihm die Sprache.

„Ja, ja, ja, so Eine bin ich", hab ich ihm geantwortet. Und dass ich nun endlich die Scheidung will, ihn nicht länger ertragen könne.

Am Tag darauf ist mein Mann dann auch zu einem Freund gezogen, hat sich auch unserer Scheidung nicht weiter widersetzt...

All das hab ich bekanntlich aus der Erinnerung wiedergegeben und an einigen Stellen – nie aber an den entscheidenden, die sich mir wohl auf ewig eingebrannt haben – mag der genaue Wortlaut unserer Gespräche daher ein wenig anders gewesen sein. Sonst ist aber alles so passiert, auch die Sache mit dem Fisch, so schwer es fallen mag, gerade d i e zu glauben. Dass ich tatsächlich einen mit Würmern erwischte, wie ich gehofft hatte – zugegeben, es war ein Glückstreffer!"

Dass ein gewisses Bildungsgefälle die Ehe von Annette und Paul zum Scheitern brachte, schließe ich aus. Bekanntlich wurde schon so mancher Industriemagnat mit seiner Schreibkraft glücklich, lassen sich Akademikerinnen, seit die entsprechenden gesellschaftlichen Tabus gefallen sind, von einem Arbeiter oder Handwerker zum Traualtar führen. Auch Charlotte (s. Kapitel 'Ein fürsorglicher Chef') ist ein gutes Beispiel dafür, dass solche Verbindungen gelingen können.

Entscheidend für das missglückte Miteinander von Annette und Paul, ihre mangelnde Kompatibilität, schien mir dagegen das sehr unterschiedliche Niveau ihrer alltäglichen Gewohnheiten, Verhaltensweisen. Pauls eigentlichen Übergriff sehe ich darin, dass er Annettes kultivierte Lebensart von Anfang an eklatant boykottierte, und zwar durch einen solchen Mangel an gutem Benehmen, wie er für zivilisierte Menschen schwer erträglich ist. Letztlich warf er damit den gesamten Lebensentwurf seiner Frau über den Haufen.

Ich glaube, dieser grantige, ungehobelte Sturkopf hat gar nicht erkannt, welch ein Juwel er mit Annette erobert hatte, und welche Chancen für ihn persönlich darin lagen!

Dass die feinsinnige, sensible Annette, die dennoch

lange guten Willens war, enttäuscht, zermürbt, schließlich das Weite suchte, lässt sich nachvollziehen. Ihr 'Befreiungsschlag', das Fanal, mit dem sie ihrem freudlosen Leben dann auch entkam, war zwar – sofern es sich tatsächlich so zugetragen hat, wie sie behauptete, mir kommen da immer noch Zweifel – gepfeffert. Trotzdem, mir hat gefallen, dass sie sich ihrem Schicksal nicht ergeben hat!

Little Man

Meine verstorbene Freundin Ilse, einst Internistin an einem Krankenhaus, hat schon in unserer Schulzeit gern Biografien gelesen. Nichts schien sie brennender zu interessieren, als das Schicksal anderer! Vor allem ihre Patientinnen fanden diese Neigung dann auch schnell heraus und nutzten die Gelegenheit, sich bei der Ärztin auszusprechen. Neben dem Leiden, das sie bedrückte, ging es dabei, wie ich von Ilse weiß, fast immer auch um eheliche oder partnerschaftliche Probleme. Und aus jenen Gesprächen schloss sie, dass unter den Männern die Kleinen die Schwierigsten von allen seien!

Meine Freundin erklärte sich das so: Mädchen, argumentierte sie, die deutlich kleiner seien als ihre Altersgenossinnen, betrachte man als ausgesprochen reizend. Sie würden oft gehätschelt, verwöhnt, erführen besonders viel Zuwendung. In ihrem Kleinsein sähen sie daher auch als erwachsene Frauen kaum einen Mangel, zumal sie beim anderen Geschlecht den Beschützerinstinkt weckten, wie er der großen, stattlichen Frau eher verwehrt bliebe. Jungs dagegen, die ebenfalls merklich kleiner seien als der Durchschnitt, würden schon als Kinder viel gehänselt, von den Größeren schickaniert. Auch wenn sie die Schlauesten ihrer Schulklasse wären,

'King' seien immer die Größten, Stärksten, selbst, wenn sie nur Stroh im Kopf hätten. Das präge den Kleinen lebenslang, darüber käme der kaum hinweg. „Die haben oft schwere Komplexe!", war Ilse überzeugt.

An diese Worte von ihr musste ich denken, als ich Simone, eine deutsche Flugbegleiterin, während einer Dienstreise in der Bar des Hyatt Regency in Houston, Texas, kennenlernte. Sie war eine ausgesprochen aparte, junge Frau, sehr elegant in ihrem schwarzen Catsuit, den schwarzen Lack-Stilettos, dem hochfrisierten, schwarzen Haar. Die Männer, die auch dort am Tresen saßen, warfen ihr sämtlich interessierte Blicke zu. Eine Frau, sagte ich mir, die bei den Kerlen alle Chancen hat!

Doch Simone hatte Pech gehabt. Sie sei, wie sie es ausdrückte, 'in die Falle von Eric geraten', einem 'ziemlich kleinen, körperlich nicht gerade beeindruckendem Mann', ein wenig Typ 'hard gainer', wie man sie in Fitness-Studios nenne. Geliebt hätte sie ihn trotzdem! Was sie mir dann erzählte, gebe ich nachfolgend in möglichst genauer Anlehnung an ihre Formulierungen wieder, die ich mir später an jenem Abend im Hotelzimmer notierte. Das geflügelte Wort Friedrich von Schiller's *'Drum prüfe, wer sich ewig bindet!'* hätte, wie wir sehen werden, auch Simone, wenn sie denn danach gehandelt hätte, eine äußerst belastende Lebensphase ersparen können!

„Kennengelernt hab ich Eric im Flieger. Er war ein weit gereister, erfolgreicher Geschäftsmann aus den Staaten, hat mich mit seinen fesselnden Gesprächen regelrecht betört. Dass er eine ganze Ecke kleiner war als ich und nicht gerade ein Beau, hat mich überhaupt nicht gestört. Ich war schwer verliebt in ihn, schwebte auf Wolke sieben! Ohne Bedenken zog ich zu ihm in sein Haus in der Nähe von Frankfurt, und auch zu unserer raschen Heirat nach kaum fünf Monaten war ich nur zu gern bereit!

Bald aber, schon in den Flitterwochen, gab's den ersten Ärger! Wir hatten sie auf Mallorca, im Künstlerdorf Deia, verbracht, in einem exklusiven Romantik-Hotel, wo auch Lady Di, wie es hieß, anonym, mit Freundin, schon mal gewohnt hätte. Es war das perfekte 'Hide-away' für Promis, gut versteckt in den Bergen, weitab vom Masssen- tourismus. Mir fielen dann auch gleich diverse, attraktive Damen auf, die sich, etwas abseits vom Pool, meist lesend und mit überdimensionaler Sonnenbrille getarnt, dort auf den Liegen sonn- ten. Vielleicht sind's Managerinnen gewesen, die sich vom Stress erholten, oder auch gutsituierte Frauen, die sich dort Schönheits-OPs unterzogen. Unverkennbar jedenfalls, dass die alle absolut keinen Kontakt wünschten.

Doch jeden Morgen, wenn wir am Pool erschienen, machte Eric erst mal die Runde bei ihnen! Wie ein Gockel spazierte er, im Badeslip, auf hageren Beinen, hin, hat sie alle, Eine nach der Anderen, angequatscht! Und sie? Reagierten entweder mit eisiger Höflichkeit oder überhaupt nicht! Dass die sich über seine plumpe Anmache ärgerten, hat er nicht kapiert. Gewollt hat er nichts von denen, bloß demonstrieren, wie weltmännisch, gewandt und selbstbewusst er sei – und das vor allem mir!

Für mich war die Sache aber mehr als peinlich, und so sprach ich sie schließlich bei ihm an. Da war er schwer beleidigt, warf mir vor, dass ich 'krankhaft eifersüchtig' sei, sprach ansonsten an jenem Tag kaum noch ein Wort mit mir.

Dabei war ich fürs erste noch recht passabel davongekommen! Denn bald zeigte sich bei Eric eine gewaltige Schwäche: Er konnte auch nicht die allergeringste Kritik vertragen! Schon harmlose Bemerkungen hat er in den 'falschen Hals' gekriegt, missverstand sie als Herabsetzung seiner Person! Die aufreibenden und lautstarken Szenen, die er mir dann machte, waren bald an der Tagesordnung!

Den Höhepunkt und zugleich auch ihr Ende erreichten diese quälenden Streitigkeiten knapp drei Jahre nach unserer Heirat. Ich war von Frankfurt aus ins kanadische Vancouver geflogen, wo Eric einige Zeit geschäftlich zu tun hatte. Wir wollten seinen Aufenthalt dort nutzen, um gemeinsam mit einem Mietwagen die Westküste entlang nach San Francisco zu fahren.

Nach einer Nacht im Holiday Inn sind wir zur Tiefgarage runter, um unser Gepäck ins Auto zu laden, das Eric besorgt hatte. Da sich dies als etwas schwierig erwies, machte ich die harmlose Bemerkung, welch kleine Kofferräume diese riesigen, amerikanischen Wagen doch hätten.

Eric muss es als Kritik an der von ihm getroffenen Wahl verstanden haben. Jedenfalls verlor er dermaßen die Kontrolle, wie ich es bisher noch nie bei ihm erlebt hatte, und bis heute nicht fassen kann! Er brüllte los, aus vollem Hals, Beschimpfungen, Flüche, unverständliche Laute, hörte einfach nicht mehr damit auf! Meine verzweifelten Beteuerungen, dass ich ihn selber doch gar nicht kritisiert hätte, ließen ihn nur noch lauter schreien! Er schrie sogar noch, als wir im Aufzug nach oben fuhren! Einige Hotelgäste, die dort warteten und ihn wohl schon von Weitem hatten schreien hören, empfingen uns mit entsetzten Gesichtern...

Eric steuerte dann, vollkommen ruhig jetzt, zur Rezeption, beglich dort in normalem, ruhigem Ton unsere Rechnung. Kaum aber saßen wir im Frühstücksraum, brüllte er anhaltend und in voller Lautstärke von Neuem los, war durch nichts zu beruhigen! Außer uns waren noch ein Mann und eine Frau dort anwesend, die beide fassungslos zu uns herüber starrten. Meinen Mann kümmerte das nicht!

Mir flossen die Tränen, und ich lief aus dem Hotel hinaus, lehnte mich draußen schluchzend an eine Mauer. Da kam der Herr, der auch im Frühstücksraum gesessen hatte, zu mir heraus. „Das ist ja schlimm, was Ihnen da gerade angetan wurde!", meinte er mitfühlend. „Ist dieser Mann Kanadier?" Ich schüttelte stumm den Kopf. „Ein Kanadier hätte das nicht getan!", urteilte er mit Nachdruck. Als ich mich etwas beruhigt hatte und wir in den Frühstücksraum zurückkehrten, war Eric wie ausgewechselt, wirkte entspannt, ja, bester Stimmung...

Wir fuhren dann tatsächlich noch ein Stück die Westküste hinunter – ich allerdings meist schweigend – kehrten aber bald nach Vancouver zurück. Dort buchte ich sofort meinen Heimflug nach Frankfurt. Eric musste aus geschäftlichen Gründen noch bleiben. Als wir am Morgen im Hotelzimmer neben meinen gepackten Koffern saßen, zog er mich heftig weinend auf seine Knie. „Aber ich liebe dich doch über alles, Simone," jammerte er, „wollte mit dir alt werden!"

Zu spät! Ich war so tief verletzt und unglücklich, dass mich seine Worte nicht mehr erreichten. Zu Hause habe ich sofort die Scheidung eingereicht und Eric fand sich, nach etlichen verzweifelten Versuchen, mich doch noch umzustimmen, am Ende damit ab."

Das 'Little Man-Syndrom', gekennzeichnet, wie es heißt, durch mehr oder weniger gravierende Verhaltensstörungen aufgrund von Minderwertigkeitsgefühlen - hängt es tatsächlich, wie Feundin Ilse meinte, wie ein Damoklesschwert über allen vergleichsweise klein gewachsenen Jungen?

Oh nein, da erhebe ich aber doch Einspruch! Es gibt sie nämlich reichlich, die wahren Goldstücke unter den Kleineren, wenn sie erwachsen sind, so weit man Frauen hört. Viel charismatischer, auch sexier, geschickter, patenter, sportlicher, fixer im

Denken als so manche lahme Bohnenstange seien die, heißt es. Eine Hundebesitzerin in einer Runde befreundeter Damen meinte gar allen Ernstes, dass doch auch Dogge oder Golden Retriever einem Border Collie etwa, was dessen Intelligenz beträfe, das Wasser nicht reichen könnten...

Aber warum es dann doch bevorzugt die Langen seien, die in den meisten der begehrten Vorstands- und Aufsichtsrats-Sesseln großer Firmen oder auch Banken säßen, wo die schwierigsten Aufgaben zu lösen, heikelste Entscheidungen zu treffen seien, etwa über das Schicksal Tausender Arbeitnehmer, hatte ich jener Dame zu bedenken gegeben. Das läge, meinte sie da, am männlichen Genom, bei dem 'gewisse Relikte aus der thumben Zeit des Keulen-schwingens', wo eine beeindruckende Physis Macht bedeutet hätte, bis heute noch nicht 'ausgemendelt' seien...

Ausgemendelt? Schon in der Schulzeit hatte ich die 'Mendelschen Gesetze' nicht begriffen, und lasse das jetzt hier mal so stehen. Aber zurück zum 'Little Man-Syndrom'. Die Tatsache, dass es fraglos auch unter den deutlich kleineren erwachsenen Männern seelisch gefestigte, selbstbewusste Menschen gibt, könnte damit zu tun haben, dass es in deren Kindheit aufmerksame Eltern oder andere Erzieher verstanden haben, sie rechtzeitig in ihrem Selbst-wertgefühl derart zu fördern und zu stabilisieren, dass sich aus den üblichen Attacken ihrer Altersgenossen kein innerer Konflikt entwickeln konnte.

Diejenigen Buben, bei denen dies versäumt wurde,

zeigen in der Folge dann womöglich Auffälligkeiten im Sinne des genannten 'Little Man-Syndroms'. Typische Symptome solcher Minderwertigkeitsgefühle können ausufernde, zu ihrem Anlass in keinem Verhältnis stehende Wutausbrüche sein, übetriebene Eitelkeit und Großmannssucht, theatralische Posen, gockelhaftes Auftreten gegenüber dem anderen Geschlecht, Dominanzgebaren, Unzugänglichkeit für sachliche Argumente in Streitigkeiten, und dergleichen. Verhaltensstörungen, von denen etliche wohl auch bei Eric vorgelegen haben, eine besonders unangenehme Form der Übergriffigkeit, die in einer Partnerschaft schwer wenn überhaupt zu ertragen ist. Bei Eric kam es allerdings zu einem derart extremem Kontrollverlust, dass sein Auftritt für mich persönlich auch Züge einer Hysterie erkennen ließ, was wiederum aber nur ein Experte entscheiden könnte. Hysterie ist, nebenbei, nämlich keineswegs nur eine rein weibliche Angelegenheit, wie es früher einmal gängige Meinung war.

Simones Entschlus, ihre Chance auf eine neue und hoffentlich dann auch glückliche Liebesbeziehung nicht einem Leben in Luxus geopfert zu haben, würde sich, davon war ich überzeugt, für sie auszahlen!

Patchwork

Ich liebe Kinder. Aber was sich damals auf einem Nachbargrundstück abspielte, war so grenzwertig, dass mich die im Allgemeinen eher zurückhaltende Dame vom Stockwerk über mir, eine pensionierte Studienrätin, die bei gutem Wetter viel auf ihrem Balkon saß, im Treppenhaus wiederholt auf die Zustände nebenan hinwies. „Sie und diese Frau S. verstehen sich doch gut", bedrängte sie mich schließlich geradezu, „reden Sie doch mal mit ihr!"

Ich fühlte mich zu der Zeit noch recht fremd in Deutschlands Süden. Doch wenn ich am Abend von der Arbeit aus der Stadt nach Hause kam, und schon von Weitem das weiße Haar von Frau S. im Garten nebenan leuchten sah, war mir gleich heimeliger zumute. Sie kam dann auch meist zum Zaun, hielt ein Schwätzchen mit mir. Ich glaube, sie mochte mich auch, und auch sie hatte so recht wohl keinen zum Reden. Wie oft hatte sie mir schon die schönsten Äpfel herüber gereicht! Im Herbst bekam ich immer ein stattliches Säckchen mit Walnüssen von ihrem Baum, auch reichlich ihrer wunderbaren Hauszwetschen, jener alten Sorte, die, halbreif auf einem luftigen Hefeteig verteilt, in vierzig Minuten gebacken und noch warm mit Hagelzucker bestreut, den einzig wahren Zwetschenkuchen ergibt.

In dem Örtchen, in dem ich damals wohnte - genau genommen war es einer der Vororte einer recht lebhaften, mittelgroßen Stadt – herrschte noch eine beschauliche Ruhe. Man war dort von Feldern umgeben, der Wald war nicht weit, einige Bauern im Ort betrieben noch etwas Landwirtschaft, Pferde grasten friedlich unter Obstbäumen, manchmal krähte ein Hahn, Katzen streiften umher, mit anderen Worten, es war noch eine jener rar gewordenen ländlichen Idyllen, die man als Heranwachsender vermutlich verabscheut hätte, nach einem hektischen Arbeitstag indessen zu schätzen weiß. Kein Wunder, dass der Ort zunehmend wohlhabende Ruheständler anzog, die sich dort niederließen, so auch die pensionierte Studienrätin über mir im Haus.

Worum ging es? Frau S., die ältere Dame von nebenan, hatte eine Tochter namens Dagmar, einer Marketing-Managerin, die häufig übers Wochenende reisen musste und während dieser Zeit ihre Kinder in die Obhut ihrer Mutter gab. Es waren drei, ein Mädchen und ein Junge von elf beziehungsweise zwölf, und ein kleinerer Junge von neun. Frau S., die Großmutter, hatte ihnen in ihrem geräumigen Garten ein kleines Paradies geschaffen. Es gab Schaukeln, Sandkästen, ein großes Trampolin, jedes der Kinder besaß zudem ein andersfarbiges Häschen, Tiere, die wohl meist die Oma pflegen und füttern musste. Zum letzten Weihnachtsfest hatten alle drei auch noch schicke BMX-Räder bekommen, mit denen sie rund um die Beete die halsbrecherischsten Moves vollführten, gar einen kleinen Abhang hinunter sausten, den man eigens dafür aufgeschüttet hatte.

Diese Kinder waren, weiß Gott, privilegiert! Und doch gab es zwischen ihnen nichts als Zank und Streit! Kaum waren sie bei ihrer Oma eingetroffen, war's mit der erholsamen Wochenendruhe für uns Nachbarn aus. Der übliche Geräuschpegel, wenn ein paar Kinder miteinander toben, hätte vermutlich keinem etwas ausgemacht, im Gegenteil, den Stimmen glücklich spielender Kinder zuzuhören, tut gut. Diese Kinder aber waren nicht glücklich! Die Studienrätin, die auf ihrem Balkon die Szenerie im Garten von Frau S. recht gut überblicken konnte, hatte bald den Eindruck, dass es regelmäßig der Neunjährige war, der seinen älteren Geschwistern zusetzte. Einmal etwa hatte sie beobachtet, wie der stämmige kleine Kerl die Schwester mehrmals brutal gegen das Schienbein trat, worauf diese weinend davon lief. Als der ältere Bruder dem Jüngeren deswegen Vorwürfe machte, ihn ein wenig am Ohr zog, schrie der wie am Spieß. Nun sei die Oma, um Ruhe flehend, aus dem Haus gestürzt, hätte alle Kinder hereingeholt, wo der Knatsch vermutlich weitergegangen sei... Ein anderes Mal schien es bei den Streitigkeiten der Kinder offenbar darum zu gehen, dass der Kleine am Rad des älteren Bruders, aus Neid, weil der schneller fuhr als er, die Luft heraus ließ, was er bestritt, obwohl die Schwester hinzugekommen war, als er an den Ventilen fummelte. Auch da gab es wieder ein Mordsgeschrei! Dann aber war dort etwas richtig

Schlimmes vorgefallen, das man tatsächlich nur als grenzwertig bezeichnen kann. Die Pensionärin, die bekanntlich alles im Blick hatte, will es genau gesehen haben. Zunächst wären die Kinder auf ihren Rädern herumgekurvt, wobei der Neunjährige die Schwester, offenbar um sie zu Fall zu bringen, immer wieder gerammt hätte. Die hätte ihr Fahrrad daraufhin stehen lassen und ins Haus gehen wollen, als sich der Jüngere plötzlich eines der Häschen gegriffen und es mit voller Wucht gegen eine Mauer geschleudert hätte, wo es leblos liegen geblieben sei. Es habe wohl der Schwester gehört, denn die hätte zum Herzerbarmen geweint, nach der Großmutter gerufen.... Den weiteren Verlauf, meinte die Pensionärin, hätte sie sich nicht mehr ansehn wollen, sei in ihre Wohnung gegangen. Aber so könne es doch nicht weitergehn! Dieser Junge sei ein Fall für den Kinderpsychologen, wenn nicht Psychiater! Wenn da nicht eingeschritten würde – wer weiß was der noch anrichte! Jemand müsse unbedingt mit Frau S. darüber reden!

Und um eine solche Unterredung hatte sie mich dringend, wie bereits angemerkt, gebeten. Ich hatte es ihr zugesagt, schob das alles andere als angenehme Gespräch jedoch noch etwas vor mir her, während der Zoff im Nachbargarten weiterging. Doch plötzlich war an den Wochenenden Ruhe! Die beiden Jungen blieben verschwunden, das Mädchen fuhr auf seinem Rad, lustlos, wie es schien, noch ein wenig im Garten herum.

Eines Abends, als ich von der Arbeit kam, stiegen Frau S. und Tochter Dagmar vorm Haus gerade aus ihrem Auto. Die Gelegenheit für ein Gespräch hätte nicht besser sein können, war nun ja auch die Mutter der Kinder dabei, die es vor allem betraf. Ich ging also hin, und nachdem man ein paar Worte gewechselt hatte, erklärte ich, ich würde gern mal mit ihnen über den Neunjährigen reden, der in der Nachbarschaft durch sein aggressives Verhalten gegenüber seinen Geschwistern aufgefallen sei. Doch die ansonsten immer zum Gespräch bereite Großmutter des Jungen wehrte ab. Es würde ihr im Augenblick alles etwas viel, meinte sie, käme sie doch gerade von einem Besuch bei Sven, ihrem ältesten Enkel zurück, der nach einem schweren Sturz vom Rad mit Gehirnerschütterung, gebrochener Hand und Schürfwunden in der Klinik läge. „Doch, Mutter", mischte sich da ihre Tochter ein, „wir sollten darüber reden! Es bringt doch nichts, es unter den Teppich zu kehren! Und es ist ja doch sowieso ausgestanden!"

So kam es, dass wir kurz darauf bei einem Kaffee im Garten von Frau S. saßen, und Tochter Dagmar auspackte, was ich nachfolgend berichte.

„Sie wissen es vielleicht nicht, aber Kevin, der Junge, um den es geht, ist nicht mein leibliches Kind! Bernd, mein zweiter Mann, hat ihn mit in die Ehe gebracht! Vier Jahre nach dem Tod von Klaus, einem wunderbaren Ehemann und Vater, hatte ich gerade wieder etwas zu leben angefangen, meine Kinder Evi und Sven – sie war sieben, er acht – zu einem Skikurs begleitet. Und auf der Piste bin ich dann Bernd begegnet, der auch dort mit seinem Jungen herumtobte. Kevin, sein Kleiner, war gerade fünf geworden - die drei Kinder verstanden sich prächtig und es wurde ein rundum schöner Urlaub! Warum nicht?, sagte ich mir daher, als Bernd nicht lange danach mit einem Riesenrosenstrauß bei mir auftauchte, mir einen Heiratsantrag machte. Es sind, nebenbei, die einzigen Blumen geblieben, die ich in all den Jahren von ihm bekam...

Ich war seit der Geburt meiner Kinder nicht mehr berufstätig gewesen. Als Klaus noch lebte, hatten wir uns das leisten können, doch langsam wurden meine Mittel knapp. Bernd verdiente zwar glänzend, aber wir hatten von Anfang an getrennte Kassen – er hatte es so gewollt. Zwar beteiligte er sich an den Lebenshaltungskosten, aber das war's auch. Wurde es eng bei uns, ist immer Mutter eingesprungen...

Ich musste also wieder in den Beruf zurück und hab's, nach einigen Schwierigkeiten zu Beginn, ja auch geschafft. Allerdings nur, weil ich Mutter hatte! Sie hat praktisch alle drei Kinder großgezogen! Wie oft hat sie bei uns übernachtet, wenn ich auf Dienstreisen war, hat für sie gekocht, sie gebadet, zu Kindergarten und Schule gebracht, Klamotten mit ihnen gekauft, den Haushalt für mich besorgt, war unser aller Engel! In Kevin, unser 'Beutekind', wie wir das hübsche Kerlchen scherzhaft nannten, waren wir anfangs alle ein bisschen vernarrt. Aber von der Liebe, die wir ihm gaben, kam nichts zurück! Mutter hatte er zunächst noch akzeptiert, mich dagegen nicht.

Tadelte ich ihn, weil er frech wurde – und das wurde er immer öfter – rannte er laut schreiend zum Vater, der mir darauf Vorwürfe machte! Bernd ließ seinem Jungen einfach alles durchgehn! Und wie er ihn verwöhnte! Was immer Kevin sich wünschte, er bekam's! Ob Inliner, Skatebord, Markenklamotten, die teuersten Ski oder mal wieder ein Handy – Sven behauptete, Kevin knalle sie absichtlich hin, mache sie kaputt, um neuere, schickere zu kriegen - die Wünsche seines Sohns waren meinem Mann Befehl! Zum Glück hab ich zwei vernünftige Kinder. Kevins Mutter war bei seiner Geburt verstorben und ich erklärte den beiden, dass ihm Bernd mit den Geschenken ein wenig darüber hinweghelfen wolle, was sie auch akzeptierten. Als Kevin dann aber auch noch seinen eigenen PC bekam, sich vor ihnen damit großtat, in seinem Zimmer stundenlang beim Computerspiel herumballerte, bekamen sie doch Stielaugen. Ich hatte meine Kinder ganz bewusst noch eine Weile vom Gebrauch des Internets fernhalten wollen, mich damit, und auch sonst, bei ihnen durchsetzen können. Aber als Kevin im vergangenen Jahr damit prahlte, sein Vater hätte ihm zu Weihnachten ein BMX-Rad versprochen, haben Sven und Evi dann doch gemault. Ein solches Rad war seit langem ihr größter Wunsch gewesen! An derartige Ausgaben war wegen notwendiger Renovierungen unserer Wohnung, deren Kosten ich immer noch abstotterte, vorerst aber nicht zu denken. Ich bat Bernd daher, mit dem Rad für Kevin noch etwas zu warten, bis ich das Geld zusammen hätte, um auch den beiden Älteren eins zu kaufen, ihre Enttäuschung wäre sonst zu groß. Insgeheim hatte ich gehofft, er würde sich wenigstens einmal spendabel zeigen, auch die Räder für meine Kinder finanzieren. Bis auf zwei schwarze T-Shirts, die er ihnen mal in Ronda, während eines Urlaubs, kaufte, mit Stierköpfen drauf und weißem Kragenabschluss, der sie, ein wenig lächerlich, wie zwei kleinwüchsige Priester hatte aussehen lassen, hatte er ihnen nämlich noch nie was geschenkt.

Aber Bernd blieb sich treu, dachte weder daran, den Kauf von Kevins Rad zurück zu stellen, noch, mir unter die Arme zu greifen! Ich erstand die Räder schließlich auf Mutters Drängen hin, die nicht wollte, dass die Großen immer nur verzichten mussten und die daher einen beträchtlichen Anteil der Kosten übernahm!

Selbst sie, die Kevin anfangs so ins Herz geschlossen hatte, war inzwischen bitter von ihm enttäuscht. Der Junge hatte nämlich heimlich Geld aus ihrer Börse genommen, woran für sie kein Zweifel bestand. Als sie sich bei Bernd darüber beschwerte, sei der ihr geradezu pampig gekommen, hätte ihr 'Gedächtnisschwund' unterstellt! Auch Mutters Klagen über Kevins wachsende Aggressivität, besonders der gutmütigen Evi gegenüber, nannte mein Mann 'dummes Gerede', beschuldigte Mutter gar, 'Zwist in die Familie zu tragen' - ausgerechnet sie, die sich die Beine für uns ausriss!

Mutter, die sich inzwischen tatsächlich Gedanken über ihr Erinnerungsvermögen zu machen begann, wollte dem Jungen auf keinen Fall Unrecht tun. Sie hat ihm daher eine Falle gestellt, ihre Börse, die sie sonst nun immer wegschloss, an einer Stelle platziert, wo Kevin sie sehen musste, an einem Tag, als nur sie und er im Haus waren. Und tatsächlich, es war erneut passiert! Den Schein im Geldbeutel hatte er zwar nicht angerührt, sich dafür aber kräftig beim Kleingeld bedient!

Nun musste Bernd einsehen, dass Mutter recht gehabt hatte! Doch alles, was Kevin in der Sache von ihm zu hören bekam, war: „Aber die Oma bestiehlt man doch nicht, Junge! Das kommt mir nicht mehr vor!" Mutter und mich beschuldigte er anschließend, Kevin zu 'kriminalisieren', jedes Kind vergreife sich doch mal an fremdem Eigentum! Zum ersten Mal äußerte er da auch den Vorwurf, wir hätten den Jungen 'auf dem Kieker', weil er 'nur angeheiratet' sei! Und das, obwohl ich, Mutter, die Kinder, wir alle, ihn mit offenen Armen aufgenommen hatten!

Klagen über Kevins Aggressivität, sein Stören im Unterricht, kamen nun auch aus der Grundschule, die er besuchte. Doch auch die brachten Bernd nicht zu einer Korrektur seiner Erziehungsmethode, die sich darin erschöpfte, den von ihm geradezu vergötterten Sohn weiter zu verziehen und die Schuld grundsätzlich immer nur bei anderen zu suchen.

Das Verhältnis zwischen meinem Mann und

mir war wegen unserer häufigen Dispute, Kevins Erziehung betreffend, inzwischen angespannt. Ich hatte den Jungen nicht anders behandelt, als meine zwei, fühlte mich verantwortlich, sorgte mich um seine Entwicklung... Als mich Mutter, die mir die Kinder wegen einer Dienstreise wieder einmal abgenommen hatte, dann in großer Erregung im Büro anrief, um mir mitzuteilen, dass Kevin Evis kleinen Hasen getötet hätte, sah ich meine schlimmsten Befürchtungen bestätigt. Ich sagte die Reise ab, fuhr sofort zu Mutters Haus... Sie und die weinende Evi hatten das Tierchen bereits im Garten begraben. Evi weinte nicht nur vor Kummer um ihren kleinen Liebling, auch wegen Bernd, der ihr nicht hätte glauben wollen...

Mein Mann war zum Essen gekommen, und schon vor mir im Haus, hatte sich die Kinder bereits wegen der schlimmen Sache vorgeknöpft. Nach Evis Version hätte Kevin ständig versucht, sie am Radfahren zu hindern, weshalb sie ins Haus hätte gehen wollen. Aus Wut darüber hätte er ihr Häschen aus dem Pferch genommen und an die Mauer geschmissen. Kevin wiederum behauptete, sie lüge. Sie sei es gewesen, die das Häschen 'herumgeworfen' hätte, bis es tot gewesen sei.

Ich wusste sofort, dass es Kevin war, der log. Evi ist das sanfteste Kind, das man sich denken kann! Ihr Häschen liebte sie über alles, nie hätte sie ihm wehgetan! Und voller Mitgefühl ist sie, hat sogar den Kevin oft verteidigt, obwohl der sie doch ständig gepiesackt hat...

„Auf natürliche Weise ist das Tier jedenfalls nicht zu Tode gekommen!", befand jetzt mein Mann. Kevin hatte sich, wie üblich, an ihn geschmiegt, Evi stand mit finsterer Miene vor ihm. „Da Aussage gegen Aussage steht", redete Bernd weiter, „wären zusätzliche Erörterungen reinste Zeitverschwendung! Wahrscheinlich", urteilte er und fand es vermutlich salomonisch, „hat jedes von euch seinen Teil dazu beigetragen! Zur Strafe kein Fernsehen und kein Computerspiel diesen Abend! Und jetzt raus mit euch!"

Ich schäumte innerlich vor Wut, schwieg aber, hatten wir doch zu Anfang beschlossen, vor den Kindern grundsätzlich als Einheit aufzutreten. Kaum waren die beiden draußen, kam es jedoch, seinen Sohn betreffend, zu unserer bis dahin erbittertsten Auseinandersetzung. „Du weißt genau", rief ich empört, „dass es Kevin war! Wie konntest du der Evi eine so schwere Untat unterstellen! Und Fernseh- und Spiele-Verbot für e i n e n Abend, wo mutwillig ein unschuldiges Tier getötet wurde?!"

„Und du", schimpfte Bernd. „machst, wenn es um Kevin geht, aus einer Mücke einen Elefanten, bauschst jeden Furz zum Drama auf!"

„Aber Bernd", rief ich, „ich fange an, mir Sorgen um Evi zu machen! Der Kevin hasst sie, attackiert sie, wo er kann! Tritt nach ihr, versucht, sie vom Rad zu stoßen, hat ihr schon Sachen kaputt gemacht! Auch seine Lehrerin sorgt sich, nennt ihn respektlos und aggressiv! Mutter hat er bestohlen, Sven das neue Baumhaus verwüstet!

Und bei dir kommt er jedes Mal ungestraft davon! So kann man ihn doch nicht erziehen – der kommt auf die schiefe Bahn! Wir brauchen einen Psychologen!"

Jetzt schwoll auf Bernds Stirn vor Wut eine Ader. „Drehst du nun gänzlich durch, Dagmar?!", brüllte er los. „Der Junge ist neun Jahre alt – ein Kind und kein Schwerverbrecher! Ein Psychologe für ihn? Ich denk ja nicht dran! Glaubst du, ich lass ihn mir weichspülen?! Besser, du kümmerst dich um die eigene Brut!"

So flogen die bösen Worte zwischen uns hin und her, ohne dass wir zu einer Lösung kamen. Schließlich gingen wir zerstritten zu Bett, und von da an hat zwischen Bernd und mir Eiszeit geherrscht...

Dass ein Unglück selten allein kommt, ist ja bekannt, und genauso war's. Wieder war es Mutter, die mir vor einigen Tagen die Hiobsbotschaft ins Büro schickte! Sven sei bei einer Abfahrt vom Hang schwer vom Rad gestürzt! Evi, die sich in der Nähe aufgehalten hätte, habe schon geglaubt, er sei tot, hätte er doch für einen Augenblick das Bewusstsein verloren! Der Notarzt sei umgehend gerufen worden, hätte ihn in die Klinik gebracht, wo er zur Zeit untersucht würde. Ich müsse sofort hin!

Zum Glück ist es bei einer Gehirnerschütterumg, dem Bruch eines Handgelenks und einigen schweren Hautabschürfungen geblieben, die Sven wohl am meisten zu schaffen machen. Sein Arzt, mit dem ich sprach, meinte, der Junge hätte einen Schutzengel gehabt! Bei dieser Art Sturz, käme es immer wieder zu Genickbrüchen, Querschnittslähmungen!

Sven ist ein tapferer Bursche, hat kein bisschen geklagt! Alles, was ihn interessierte, war sein Rad. „Mutti", meinte er, „das ist doch sicher jetzt kaputt! Und ein neues können wir ja nicht kaufen! Ob du es mal in den Laden bringen könntest, von dem wir es haben? Vielleicht ist es ja noch zu reparieren?"

Ich versprach es ihm. „Aber wie kam es denn überhaupt zu dem Sturz?", wollte ich wissen. „Den Hang bist du doch tausendmal ohne Schwierigkeiten runter?"

„Ich weiß es nicht!", erklärte mein Sohn. „Ganz plötzlich hat das Rad blockiert! In voller Fahrt! Einfach so!"

Zu Hause zurück, hab ich das Ding gleich in den Wagen gepackt und es zu dem Händler gebracht, bei dem ich es gekauft hatte. Der meinte, es sähe doch noch sehr gut aus, ein paar Kleinigkeiten müsse er richten, aber eine große Sache sei das nicht. Schon am nächsten Tag hat er auch schon zurückgerufen. „Alles in bester Ordnung!", meinte er. „Wenn Ihr Sohn wieder gesund ist, kann er ohne Probleme damit fahren!"

„Aber wo lag denn nun der Fehler, warum kam es zu dem Unfall?", wollte ich wissen.

„Nun", meinte der Mann, „am vorderen Rad waren die Schrauben der Bremsbeläge locker! Die haben sich verkantet, sind vermutlich in die Speichen geraten... In so einem Fall blockiert das

Rad sofort! Wenn das noch in voller Fahrt geschieht – dann gute Nacht!"

„Und woran liegt es, dass solche... Schrauben... locker werden?"

„Bei älteren Rädern, Billigware, übermäßigem Verschleiß, ist so was schon mal drin. Dies Rad allerdings ist Spitzenqualität, zudem brandneu! Bevor Sie es abholten, hatte ich es im Übrigen auch noch mal gründlich durchgecheckt..."

„Aber ich verstehe nicht... ich meine... warum waren dann trotzdem..."

„Ich sage es Ihnen nur ungern", meinte der Händler nach einer kleinen Pause, „aber da Sie so hartnäckig fragen, muss ich es wohl! Beim Rad Ihres Jungen hat man vorn, an den Schrauben, zweifellos manipuliert!... Vielleicht war's der Streich eines Deppen, der sich der fatalen Folgen nicht bewusst gewesen ist... Andererseits muss dieser Übeltäter doch recht gewieft gewesen sein..."

Im selben Augenblick schoss mir ein schlimmer Gedanke durch den Kopf! Ich konnte gar nicht schnell genug heimkommen, um mit Evi zu sprechen. „Wo war eigentlich Kevin, bevor Sven gestürzt ist?", fragte ich sie.

„Der?" Sie brauchte nicht lange überlegen. „Als Sven mit den anderen Jungs zum Kicken war, hat Kevin ewig lang im Fahrrad-Raum gehockt, kam gar nicht mehr raus..."

Nun war mir alles klar! Ich fuhr sofort zu Mutter, und nach einem langen Gespräch mit ihr ist meine Entscheidung gefallen. Als Bernd am

Abend nach Hause kam, hab ich ihn, enttäuscht, verbittert, wie ich inzwischen war, ohne viel Umstände damit konfrontiert. Ich hab ihm erklärt, dass ich es nicht länger ertragen könne, welche Unvernunft er bei Kevins Erziehung walten ließe, deren schlimmen Folgen vor allem m e i n e Kinder, aber auch Mutter und ich, zu spüren bekämen. Dass Kevin nicht nur den kleinen Hasen brutal getötet sondern nun auch noch Svens Unfall durch Manipulationen an dessen Rad verschuldet hätte,wie ich inzwischen wisse. Dass der Junge eine tickende Zeitbombe sei, die er, Bernd, sich durch seine uneinsichtige Haltung in Erziehungsfragen heranzöge. Dieser Gefahr könne ich meine Kinder nicht länger aussetzen. Deswegen sähe ich meine Ehe mit ihm, Bernd, als gescheitert an, wolle sie beenden.

Mein Mann hat gar nicht erst versucht, mich umzustimmen, dazu kannte er mich zu gut. Grössere Probleme wird's bei unserer Scheidung kaum geben. Zu teilen gibt es zum Glück bei uns nichts, jeder lebte ja auf eigene Rechnung. Anschaffungen hatte stets ich getätigt, und die Wohnung gehört ohnehin mir. Mein Mann wird in wenigen Tagen weg sein, mitsamt seinem Sohn. Wohin er mit dem kleinen Ungeheuer zieht, wen es in Zukunft quälen wird, ich weiß es nicht, will es auch nicht wissen. Im Grunde tut mir der Junge trotz allem leid. Sein Vater versagt ihm die Hilfe, die ihn vielleicht doch noch auf einen guten Weg hätte bringen können!"

Von den Medien wird uns die Patchwork-Familie, die derzeit, wohl aufgrund der hohen Scheidungsraten, einen Boom erlebt, gern als attraktive Alternative für Alleinerziehende dargestellt. Auf Fotos, oft von Prominenten und ihrer gemixten Kinderschar, sieht man in der Tat meist strahlende Gesichter. Aber wer schaut schon hinter die Fassaden...?

Meines Erachtens gehört zu Gründung einer Patchwork-Familie eine Portion Mut. Denn ist es nicht so, dass uns das eigene Blut, sofern es guter Wesensart ist, immer näher stehen wird, als das fremde, auch wenn wir es nicht zugeben oder gar offen ausleben, wie Bernd es tat? Wie schafft man es aber dann, dem 'angeheirateten' Kind gerecht zu werden, dessen Schwächen nicht strenger zu bewerten, Leistungen nicht geringer zu schätzen, als beim eigenen Kind?

Am besten funktionieren Patchwork-Familien vermutlich noch, wenn für beide Elternteile ihre Kinder nicht das Wichtigste in ihrem Leben sind, andere Ambitionen, beruflicher, künstlerischer, sportlicher Art etwa, Vorrang haben. Solche Konstellationen bieten dem Nachwuchs wegen der seltenen Verfügbarkeit der Eltern und der dadurch bedingten Distanz zu ihnen, dazu dem eher klein geschrieben-Familienleben, weniger Gelegenheiten zu Eifersüchteleien untereinander, als bei größerer emotionaler Nähe zwischen Eltern und Kind. Für solche Patchwork-Kinder ist die Akzeptanz neu hinzu gekommener Geschwister meist kein großes Ding, haben sie sich doch häufig auch längst ihre eigene Welt außerhalb des Elternhauses geschaffen.

Wo dagegen das familiäre Miteinander noch einen traditionelleren Stellenwert hat, Eltern ihre Sprösslinge wichtiger sind als die eigene Selbstverwirklichung, wie es auf Dagmar und ihre Mutter zutraf, kostet es häufig enorme Kraft, eine Patchwork-Familie heil über die Runden zu bringen. Dies umso mehr, wenn, wie mit Kevin, ein ausgesprochen schwieriges Kind hinzukommt!

Diesem Jungen hatte noch keiner Grenzen gesetzt. Abgesehen von seinem Vater, der ihn geradezu vergötterte, war er auch von Tante und Onkel, einem kinderlosen Ehepaar, bei dem er bis zu seinem fünften Lebensjahr aufwuchs, maßlos verwöhnt worden. Zum ersten Mal wurde ihm nun in der neuen Familie, ungeachtet der Liebe, die sie ihm zweifellos zunächst entgegen brachte, eine gewisse Anpassung abverlangt. Außerdem glaubte er vermutlich, die älteren Geschwister im Ringen um die Gunst der Erwachsenen aus dem Feld schlagen zu müssen. Vielleicht lag es aber auch nur daran, dass mit seinem zunehmenden Alter eine dunkle Seite seines Wesens zum Vorschein kam.

Gerade in einem solchen Fall wäre es aber das A und O, ja, die wichtigste Voraussetzung überhaupt für den weiteren Bestand der Ehe von Dagmar und Bernd gewesen, wären sie sich bezüglich Kevins Erziehung einig geworden. Doch jeden Vorstoß, den Dagmar bei Bernd in dieser Hinsicht machte, schlug er empört in den Wind. Nicht einen einzigen Schritt kam er seiner Frau entgegen. Dabei hatte er mit dieser Ehe das ganz große Los gezogen! Alle Mühsal, die mit dem Aufziehen eines Kindes verbunden ist, hatte man ihm abgenommen, auch ihn selbst in jeder Hinsicht umsorgt. Schon aus Dankbarkeit für das, was diese warmherzigen Menschen für ihn und seinen Sohn leisteten, dessen Verhaltensstörungen immer extremere, ja, gefährliche Formen annahmen und in der Tat dringend eines Kinderpsychologen bedurft hätten, hätte Bernd umdenken müssen. Dass er seiner Frau, im Gegenteil, jedes Mitspracherecht bei der Erziehung seines Sohns verweigerte, die völlige Ignoranz ihrer Argumente, war, nebenbei, eine gar nicht so seltene Form männlicher Übergriffigkeit.

Selbstverständlich war das hier besprochene Zerbrechen einer Patchwork-Familie nicht symptomatisch für diese besondere Art des Zusammenlebens. Aber es lässt sich auch nicht wegreden, dass solche Lebensformen immer auch ein Risiko bergen, zu bleiben, was ihr Name, ins Deutsche übertragen, sagt: F l i c k w e r k!

Mutter ist die Beste!

In Deutschland, so brachte ein bekanntes Boulevardblatt am 1. April 2009 manchen zum Staunen, lebe fast jeder zweite Mann von vierundzwanzig Jahren noch bei der Mutter.

Ein Aprilscherz? Aber nein! Zwar kenne ich die aktuellen Zahlen nicht, aber es ist zu befürchten, dass es heute, fast 10 Jahre später, kaum besser darum steht.

Sicher, es liegt auch an den teuren Mieten. Aber seit sich die Geschlechterrollen in einer Weise verschoben haben, dass Frauen immer öfter in Chefsesseln sitzen, weshalb den Mann mit der Ehe zunehmend auch der Frust geteilter häuslicher Pflichten erwartet, da wissen es die Kerle offenbar wieder mehr zu schätzen, das ungestörte Surfen am PC im Junggesellen-Zimmer, Mutters unübertroffene Käsesahnetorte, die Stapel frisch gebügelter Hemden im Schrank... Doch wenn die Liebe des Sohns zur Mutter ungesunde Formen annimmt, überleben das die wenigsten Partnerschaften.

Annes Ehe etwa ist an einer solchen Sohnesliebe – 'Affenliebe' nennt sie sie – zerbrochen. Sie, etwa um vierzig, mittelgroß, kompakt, blonde, gepflegte Lockenpracht, helle, gescheite Augen, ist eine warmherzige, patente Person. Auch nach der Scheidung von ihrem Mann Jürgen arbeitet sie Vollzeit als Frisörin, inzwischen allerdings im eigenen Salon.

Nachdem ich mir schon öfter die Haare von ihr schneiden ließ, hatte sie immer wieder einmal gewisse Bemerkungen über ihre gescheiterte Ehe bei mir fallen lassen. Und eines Tages – ihre Mittagspause fing gerade an und ich war ihre letzte Kundin gewesen – fragte sie mich überraschend, ob ich nicht Lust hätte, eine Tasse Kaffee mit ihr zu trinken, sie müsse sich 'einfach mal ausquatschen'.

Unser Tête-á-tête im angenehm temperierten, duftenden Salon, bei einem Stück von Annes selbstgebackenem Kirschkuchen, hätte ein Vergnügen sein können, wäre sein Anlass nicht ihr Bericht über ihr ebenso banales wie beklemmendes Ehedrama gewesen. Wieder daheim, setzte ich mich umgehend hin und schrieb, was sie mir erzählt hatte, folgendermaßen nieder.

„Anfangs fand ich es sogar toll, wie sich mein Mann um seine Mutter, die früh verwitwet ist, kümmerte! Auch, dass er recht viel Zeit bei ihr in seinem Elternhaus auf der anderen Seite der Stadt verbrachte, um ihr bei ihren Angelegenheiten zu helfen, nahm ich zunächst hin. Ich hatte damals einen Halbtagsjob, war ja selbst viel unterwegs, da störte es mich noch nicht so.

Bald allerdings stellte sich heraus, dass Jürgen für seine Mutter nie etwas gut genug war, während ich ständig zurückstecken musste! Was immer die Schwiegermutter wünschte, er hat es ihr erfüllt! Je öfter mir das aufstieß, umso mehr steigerte ich mich in eine heimliche Wut hinein!

Trotzdem hab ich die immer noch herunter geschluckt. Ich liebte ja meinen Mann, wollte mit ihm zusammen bleiben. Und so ein einsamer, alter Mensch ist ja, weiß Gott, auch nicht zu beneiden. Ich hab mir's auch anfangs immer wieder ins Gedächtnis gerufen, wenn mich Jürgens Getue um seine Mutter all zu sehr nervte. Er war ein Einzelkind gewesen, schon Ende dreißig, als wir geheiratet haben, da waren die beiden wohl sehr an ihr Miteinander gewöhnt. Aber das würde sich schon noch legen, meinten meine Freunde... Einige Beziehungen, die Jürgen vor mir hatte, waren in die Brüche gegangen, bestimmt wegen seiner Mutter, wie ich heute glaube. Ich wurde das Gefühl nicht los, dass auch ich ihr von Anfang an ein Dorn im Auge war!

Als dann auch noch die Sache mit meiner verletzten Hand passierte – ich habe einige Tage deswegen nicht arbeiten können – hatte sich schon eine Menge in mir aufgestaut. An jenem Tag war ich wie gerädert und mit vom langen Stehen geschwollenen Beinen heim gekommen, hatte trotzdem spontan noch zum Staubsauger greifen wollen, weil es die Wohnung nötig hatte. Und da riss ich mir an dessen Rohr doch tatsächlich die halbe Hand auf! Ohne mein Wissen hatte mein Mann unser gutes Gerät gegen den Schrott seiner Mutter ausgetauscht!

Zugegeben, ich wurde ziemlich laut, als ich Jürgen abends deswegen zur Rede stellte. Seine

Erklärung: „Mutter kann mit dem alten Gerät doch nicht mehr umgehen! Unseres ist einfach handlicher!"

Es war der Tropfen, der bei mir das Fass zum Überlaufen brachte. „Mutter!", schrie ich. „Immer nur Mutter! Zähle ich als deine Frau denn gar nicht für dich?!"

Mein Mann meinte, das mit meiner Hand täte ihm selbstverständlich leid. Aber was seine Mutter beträfe, sei ich doch recht herzlos. Schließlich wäre es als Sohn seine Pflicht, sich um sie zu kümmern...

Ich nahm es mir zu Herzen, schluckte erneut, was mich grämte, so gut es ging hinunter. Doch dann wieder diese Sache mit unserem Backautomaten!

Ich hatte mir einen gewünscht und natürlich wollte Jürgens Mutter da auch einen! Eines Tages kam mein Mann mit so einem Ding an. Es war das letzte dieser Fabrikate im Laden gewesen, in schickem Rot, passte somit perfekt zu unserer Küche und gefiel mir hundert Prozent. Auch gearbeitet hat es einwandfrei. Doch nachdem ich es einige Male benutzt hatte, war der Platz, an dem es gewöhnlich stand, abends, als ich heim kam, leer. „Aber Mutter hat doch morgen Geburtstag und unser Gerät gefiel ihr so gut!", erklärte da ohne viel Umstände mein Mann. „Du kriegst natürlich einen Neuen!" Sicher, er hat dann auch wieder so ein Gerät für uns besorgt. Aber es hat bei jedem Backvorgang nach verschmortem Plastik gestunken, die Brote sind mir nicht damit gelungen, und zur Küche hat es farblich auch nicht gepasst! Die Wut über die Bevorzugung der Schwiegermutter nagte immer mehr an mir...

Gewöhnlich nahmen wir sie auf unseren sonntäglichen Spazierfahrten mit, weil Jürgen wollte, dass sie auch mal aus ihrem Haus käme. Kaum aber saß man im Wagen und ich schlug vor, wo es hingehen könne, mäkelte seine Mutter daran herum, machte einen Gegenvorschlag. Und stets hat ihn mein Mann akzeptiert! Als ich schließlich einmal protestierte, wies er mich in ihrer Gegenwart zurecht: „Nun gönn es ihr doch! Was hat sie denn sonst noch vom Leben!"

In den folgenden Jahren kam es zwischen Jürgen und mir immer öfter wegen seiner Mutter zum Streit. Ich bin nicht ungefällig, aber ständig hatte sie Forderungen an uns. Ihr 'Jürgen mach dies, Jürgen mach das' hatte, wie mir schien, System. Zu unseren eigenen Angelegenheiten, dringenden Reparaturen etwa, kam mein Mann überhaupt nicht mehr!

Und dann passierte auch noch die Sache mit ihrem Haus! Ohne es mir auch nur anzudeuten, hatte sie es mit Jürgens Hilfe verkauft und war von der anderen Seite der Stadt ganz in unsere Nähe gezogen, nur einen Häuserblock von uns entfernt! Ich erfuhr es zu meiner Empörung erst, als Mutter und Sohn die Sache in trockenen Tüchern hatten. „Es sollte eine Überraschung für dich sein!", begründete es doch wahrhaftig mein Mann!

Von nun an saß die Schwiegermutter tagtäglich, wenn ich erschöpft von der Arbeit kam, in unserer Küche, meckerte an meiner Hausarbeit, meinen Kochkünsten, meiner Kleidung herum. Alles, wirklich alles wurde kommentiert! Bald war ich mit meinen Nerven am Ende. Ich bat meinen Mann, seiner Mutter schonend beizubringen, dass es so nicht weitergehen könne. Er aber lehnte ab, fand mein Anliegen unakzeptabel und egoistisch, riet mir gar – der Gipfel! - ihre Besuche zu nutzen, um von ihr zu lernen!

Was immer zwischen uns dreien zur Debatte stand, Jürgen war auf Seiten seiner Mutter, als sei sie es, die seine Frau war, nicht ich!

Im Bemühen, unsere Ehe zu retten, die an dem Zwist um die Schwiegermutter zu zerbrechen drohte, nahm ich schließlich einen Vollzeitjob an, überließ der Anderen tagsüber das Feld. Da sie körperlich fit war, hätte sie ja nun freie Bahn gehabt, unseren Haushalt nach ihrem Gusto zu schmeißen. Doch nichts dergleichen geschah! Jetzt blieb sie wochentags nämlich weg, hockte uns dafür an jedem Sonn- und Feiertag, den Jürgen und ich so dringend für die Pflege unserer Beziehung gebraucht hätten, auf der Pelle! Ohne die Schwiegermutter ist bei uns nichts mehr gelaufen!

Schließlich war ich so kaputt von deren ständiger Präsenz, ihrem Gemecker, ihrer Bevormundung, ihrer Einmischung in alles und jedes, dass mir die Kraft für den Kampf um meine Ehe abhanden kam. Jürgen, der bis zuletzt hinter seiner Mutter stand, mit der er inzwischen wieder – wie hätte es auch anders sein können? – zusammenlebt, sah die Schuld natürlich allein bei mir. Gegen unsere Scheidung hatte er nichts einzuwenden.

Es war der Fehler meines Lebens, meine besten Jahre mit diesem Mann vergeudet zu haben. Ich begriff zu spät, welche Macht seine Mutter über ihn besaß!"

Für den Kommentar blättern Sie bitte zur nächsten Episode um. Da auch dort von der Unfähigkeit eines Mannes die Rede ist, sich aus einer zu engen Mutterbindung zu lösen, was ein ähnliches Beziehungs-Desaster zur Folge hatte, wie in der vorliegenden, werden dort beide Frauenschicksale gemeinsam besprochen.

Infantil

Das nachfolgend wiedergegebene Ehe-Drama lässt wie das zuvor berichtete vermuten, dass Männer, die es nicht schaffen, sich aus einer zu engen Mutterbindung zu lösen, mit hoher Wahrscheinlichkeit in ihren Partnerschaften scheitern. Als weiteres Problem einer solchen Mutter-Sohn-Beziehung kann hinzukommen, dass diese Männer halbe Kinder bleiben.

Spielt die Mutter eines Mannes auch nach dessen Heirat für ihn die erste Geige, muss sich seine Angetraute in die Rolle einer Wirtschafterin gedrängt fühlen, deren hauptsächliche Aufgabe darin zu bestehen scheint, es Mutter und Sohn bequem zu machen. Zu einer Art dienstbarem Geist herabgestuft und von der Schwiegermutter drangsaliert, sehen sich die Betroffenen mit Recht von ihren Männern um das Glück betrogen, das sich jede Frau, die heiratet, von ihrer Ehe verspricht. Und genau darin liegt ohne Frage hier der Übergriff!

Meine Gesprächspartnerin war in diesem Fall Nina, eine Britin, fit, unkompliziert, um fünfzig. Ich traf sie wiederholt in einem Fitness-Studio, wo sie gewöhnlich auf dem Laufband ein gemäßigtes Power-Walking absolvierte. Beim ersten unserer Kontakte meinte sie, während sie zu einigen jungen

Mädchen hinüber sah, die sich an den Geräten abmühten: „Diese jungen Frauen! Voller Träume, Illusionen! Aber wer weiß, was sie erwartet, wenn sie sich erst mal gebunden haben!"

Warum sie so pessimistisch sei, wollte ich von Nina wissen.

„Weil ich mit meiner Ehe übelsten Schiffbruch erlitten habe!", erklärte sie.

Dabei hätte sie John, ihren Ex, wie sie mir anschließend erzählte, von ganzem Herzen geliebt, und der sei auch beileibe kein Bösewicht gewesen. Leider hätte er eine 'abnorme Beziehung' zu seiner Mutter gehabt, sei darin für einen erwachsenen Mann zu weit gegangen, irgendwie ein Kind geblieben. Immer wieder sei es deswegen zu Auseinandersetzungen zwischen ihnen gekommen. Erst nach ihrer Scheidung hätten sie darüber vernünftig miteinander reden können. John sei über das Scheitern ihrer Ehe nämlich nicht weniger unglücklich gewesen, als sie selbst. Sogar einen Psychologen hätte er nun aufgesucht. Und der hätte ihm die Augen über sein gestörtes Verhalten geöffnet. Dessen Ursache sei in den 'verkorksten Familienverhältnissen' zu sehen, in denen John habe aufwachsen müssen und die zu einer außerordentlich starken Abhängigkeit von seiner Mutter' geführt hätten, aus der er sich selbst als Erwachsener noch nicht habe lösen können und woran seine Ehe zerbrochen sei. „Schade!", schloss Nina. „Hätte er den Psychologen früher konsultiert, wären wir heute vielleicht noch zusammen!"

Einen besonderen Aspekt sehe ich hier in der Tatsache, dass mir Nina ihre bitteren, ehelichen Erfahrungen, abweichend von anderen Betroffenen, die ich befragte, nicht anhand all ihrer quälenden Details vor Augen führte. Viel mehr war sie, wohl aufgrund des Psychologen-Urteils, stark auf das fokussiert, was in der Kindheit ihres geschiedenen Mannes falsch gelaufen war. Dabei ließ mich die verständnisvolle Art, in der sie darüber sprach, vermuten, dass ihre Gefühle für ihn noch keineswegs gänzlich erkaltet waren. Erfolgreiche Ehe-Comebacks soll es in ähnlich gelagerten Fällen, wenn die Wunden verheilt, die Erkenntnisse gereift sind, ja immer wieder einmal geben.

Ninas Bericht, den ich nachfolgend wiedergebe, veranschaulicht in besonders eindrucksvoller Weise einen kausalen Zusammenhang zwischen gravierenden Erziehungsfehlern in der Kindheit eines Mannes und seinen späteren Verhaltensstörungen!

„Seit frühester Jugend und bis um sein zwanzigstes Lebensjahr herum hat John, mein Mann, seine Mutter fast nur im Bett gesehen! Angezogen und frisiert zeigte sie sich ihm – so kam es ihm zumindest vor – nur ein einziges Mal! Im knöchellangen Abendkleid hätte sie da an ihrem Frisiertisch gesessen, mit langsamen Strichen ihr schönes, welliges Haar gebürstet, ihm im Spiegel dabei verschwörerisch zugelächelt. Der Chef seines Vaters hätte an jenem Abend ein großes Fest gegeben und auch die Eltern habe man dazu eingeladen. Doch schon am Tag darauf hätte seine Mutter wieder im Bett gelegen! Sie sei 'nervenkrank', hätte man in der Verwandtschaft getuschelt, und John sorgte sich wohl schon als Kind ständig um sie...

Wie mein Mann einräumte, hätte er seine Mutter vergöttert, was ja auch gar nicht verwundert. Sie hörte ihm zu, las ihm Abenteuergeschichten vor, erzählte ihm, sang mit ihm, brachte ihm auf ihrer Bettdecke das Kartenspiel bei!

Am Vater dagegen lag ihm wenig. Sei der am Abend heim gekommen, hätte er sich gleich aufs Rad geschwungen, um einzukaufen. Dann habe er gekocht – seine Mutter hätte es in jenen Jahren nie getan – gespült, geputzt, die Wäsche gemacht, kurzum, die ganze Hausarbeit allein erledigt. Dass dem Vater da wenig Zeit für ihn geblieben sei, hätte er als Kind nicht erkannt. Auch hätte seine Mutter ja nur schlecht vom Vater geredet, mit dem Ergebnis, dass der für ihn, John, der Sündenbock, die Mutter dagegen das bedauernswerte Opfer gewesen sei.

Viel später erst hat ein entfernter Verwandter meinen Ex über den wahren Grund der 'Nervenkrankheit' seiner Mutter aufgeklärt! Da, wurde ihm auch klar, warum man ihm den Umgang mit der etwas älteren Adoptivtochter seiner Tante, einer Schwester seiner Mutter, verboten hatte, als er in die Pubertät kam! Seine Mutter nämlich, so der Verwandte, wäre bereits von einem Anderen schwanger gewesen, als sie seinen Vater geheiratet hätte... Als es dann herausgekommen sei, hätte der sich strikt geweigert, das Kind, ein Mädchen, das bald geboren wurde, groß zu ziehen. Damit es nicht zum Skandal gekommen sei, hätte es die Schwester von Johns Mutter als angebliches 'Waisenkind' zu sich genommen! Die Mutter wiederum hätte es ihrem Mann nicht verziehen, dass ihr das Kind genommen wurde, sich ihm, um ihn zu strafen, für immer entzogen, ihr weiteres Leben im Bett verbracht! Johns Vater, meinte der Verwandte, hätten wohl Schuldgefühle geplagt. Jedenfalls hätte der seine Frau fortan auf Händen getragen, ihr jeden Wunsch von den Augen abgelesen, neben den eigenen Pflichten nun auch noch ihre bis zur völligen Erschöpfung übernommen!

Mein Mann erinnert sich noch gut an den Tag, als sein Vater, krank und am Ende seiner Kraft, auf dem Heimweg von der Arbeit tot vom Rad fiel. Kaum aber wäre er unter der Erde gewesen, hätte seine angeblich so kranke Mutter zum Erstaunen aller ihr Bett verlassen und von da an ein völlig normales Leben geführt, wie jede andere Hausfrau auch!

John, inzwischen erwachsen geworden, hatte sich die Mutter längst unentbehrlich gemacht. Dass sie ihre Opferrolle nur vorgetäuscht, seinen Vater zu Unrecht verleumdet hatte, ja, dass in Wahrheit sie es war, welche die Verantwortung für die zerrütteten Familienverhältnisse trug, in denen John aufwuchs, wurde ihm so richtig erst beim Gespräch mit dem Psychologen klar! Zu stark hatte die charismatische Frau seine Kindheit und Jugend dominiert! Auch als wir bereits verheiratet waren, entschied er nie etwas, ohne zuvor deswegen seine Mutter um Rat zu fragen! Sein Wohlverhalten ihr gegenüber ging so weit, dass er ihr auf ihren Wunsch hin jede Kleinigkeit, auch Dinge, die ausschließlich m i c h betrafen, brühwarm berichtete! Als die Schwiegermutter schließlich auch noch anfing, in unser Intimleben hinein zu regieren, wurde es mir zu viel. Ich hab das Handtuch geworfen, mich scheiden lassen!"

Männern wie Jürgen und John ist, wie wir gesehen haben, die Ablösung von der Mutter, ein natürlicher Entwicklungsschritt, dem heranwachsende Jungen im Normalfall unterliegen, nicht geglückt. Man spricht in solchen Fällen vom 'Ödipus-Komplex'. Sie erinnern Sich? Ödipus, der thebanische König der griechischen Sage, hatte seinen Vater getötet und, ohne es zu wissen, die Mutter geheiratet. Der berühmte Psychoanalytiker Siegmund Freud gebrauchte dies Bild symbolhaft für eine überstarke Bindung des Kindes an den gegengeschlechtlichen Elternteil. Söhne rivalisieren demnach, so sah es Freud, mit ihren Vätern um die geliebte Mutter!

Nun ja, nehmen wir die These jenes berühmten Gelehrten, über den Ludwig Wittgenstein in sein Tagebuch notierte, dieser irre gewiss 'sehr oft', aber an dem, was er sage, sei 'ungeheuer viel', cum granum salis! Um einen 'Ödipus-Komplex', ein Rivalisieren mit dem Vater um die geliebte Mutter also, geht es nämlich bei den beiden Männern, die hier zur Diskussion stehen, sicher nicht. In Jürgens Fall war die Mutter ja bereits früh verwitwet, bei John der Vater längst aus dem Rennen. Auch schienen beide Mütter in der Beziehung zum Sohn die Aktiven, hatten sich ihn geschickt zu einer Art Lebenspartner geschmiedet. Mütter dieses Typs geben sich, den Sohn betreffend, der meist ein Einzelkind ist, oft überbesorgt, ja, gluckenhaft beschützend. Das Motiv dahinter ist jedoch egoistischer Natur. Auch die rücksichtslose Art, wie Ninas geschiedener Mann von seiner Mutter in den Strudel ihrer eigenen, verfahrenen Lebenssituation hineingezogen wurde, sprach kaum für mütterlichen Altruismus. Kommt es bei solchen Söhnen trotzdem zu Partnerschaften, werden die Frauen an ihrer Seite, wie wir gesehen haben, dann gern auch weggebissen.

Aber woran liegt es, dass die starke, emotionale Bindung kleiner Jungen an ihre Mütter in Einzelfällen auch noch im Erwachsenenalter, weit über ein normales Maß hinausgehend, fortbesteht? Denkbar wäre, dass ihnen, als sie noch unausgereifte Kinder waren, in ihren Müttern besonders starke Persönlichkeiten gegenüber standen. Darum vielleicht beugen sich solche Männer zuweilen lebenslang dem mütterlichen Diktat, lassen es, auch außerhalb des Einflussbereichs der Mutter, an Eigenständigkeit im Denken und Handeln fehlen, wirken in gewisser Weise infantil.

Zum Ehe-Aus muss es, sollte die Lage trotz professioneller Hilfe nicht zu bessern sein, dennoch nicht kommen, meine ich. Ringt die Partnerin eines solchen Muttersohns konsequent um Gelassenheit, wird sich das Schwiegermutter-Problem schließlich ja doch, wie abzusehen, von selbst erledigen.

Latin Lover

Gitte – sie heißt natürlich anders – neben der ich einige Jahre die Schulbank drückte, flirtet gern und oft. Und warum auch nicht? Schließlich ist sie Single. „Aber niemals", sagte sie mal zu mir, und ich glaubte es ihr aufs Wort, denn ich kenne sie recht gut, „würde ich einer Anderen den Mann nehmen! Wie könnte ich so etwas tun, und dabei glücklich werden!"

Doch für eines ihrer Liebesabenteuer schämt sich Gitte bis heute!

Jene Affäre hatte sie in einem ihrer Tagebücher, die sie seit Jahren führt, verewigt. Als ich ihr eines Tages von meinen Interviews zum Thema 'Übergriff' erzählte, ließ sie mich die betreffende Passage ihrer Aufzeichnungen lesen und bot sie mir gar zur Veröffentlichung an. Aber ich zögerte. Denn Gitte schrieb schon in der Schule am liebsten 'Deutschen Aufsatz' und alles, was aus ihrer Feder stammt, hat einen gewissen poetischen Touch. Und der schien mir wenig zur eher sachlichen Berichterstattung in diesem Buch zu passen.

Schließlich entschied ich mich aber doch, Gittes Angebot anzunehmen. Nicht allein, weil mich ihre Niederschrift, nachdem ich sie gelesen hatte, noch eine ganze Weile beschäftigt hat. Trotz deren betrüblichem Ende fand sich nämlich auch viel Lebensfreude darin, die meiner Leserschaft, sagte ich mir, während ihrer doch recht schwer verdaulichen Lektüre eine Atempause verschaffen könnte. Und so steht es in Gittes Tagebuch:

Schon in aller Herrgottsfrühe war ich mit einigen Reisenden und einem Wanderführer auf jenes kaum bekannte Inselchen in der Ägäis gekommen. Wir wollten dort einen Tag umherstreifen, übernachten und anderntags weiterreisen.

Kaum, dass die Sonne am Himmel stand, wanderten wir bereits durch einen Frühlingswald, dessen lichtgrünes Blätterdach über uns glänzte. Die Luft war rein und frisch und das strahlende Himmelsblau versprach einen prachtvollen Tag. Vorsichtig bewegten wir uns unter den Bäumen, um die unzähligen 'Wald-'vögelein', dunkelviolette Orchideen, die dort den Boden schmückten, nicht zu zertreten. Zu beiden Seiten eines Hohlwegs schlugen die Nachtigallen. Sie klangen dort leidenschaftlicher als daheim, überschlugen sich in immer atemberaubenderen Gesängen! Mir jedenfalls schien ihr Lied von so betörendem Klang, als hätte es alles, was sich auf dem Inselchen bewegte, zur Liebe verführen wollen!

Um die Mittagszeit machten wir auf einer entlegenen Hochebene Rast. Schläfrig vom vielen Laufen, lag ich etwas abseits von den Anderen im Schatten eines Felsens im Gras, schaute auf das tintenblaue Meer hinab, dessen Schaumkronen im Sonnenlicht tanzten. Da kam auf einem Maultierpfad nicht weit von mir ein junger Hirte herab und machte mir mehrfach Zeichen, ihm zu folgen! Gekleidet war er in ein Gewand aus Ziegenfell, wie es die Bewohner jener Gegend vielleicht schon vor Jahrhunderten trugen. Man hätte glauben können, er hätte die Zeitläufe in einer jener versunkenen Alabasterstädte zuge-bracht, wie es sie hier vielleicht einmal gab. Aber im Ernst, ich habe den jungen Hirten, sein stolzes Knabengesicht unter den dunklen Locken, seine vollendet modellierte Gestalt, in aller Deutlich-keit gesehen! Ich hatte auch nicht geträumt, nahm ich doch auch die übrigen Vorgänge um mich wahr, hörte unseren Wanderführer zum Aufbruch mahnen. Und trotzdem war der Frem-de von einem Augenblick zum anderen wie vom Erdboden verschluckt!

Ich ging noch einmal den Pfad hinauf, den er herunter gekommen war. Aber auch hier, auf einer kleinen Anhöhe, war nichts von ihm zu sehen, und es gab auch keinen Busch, keinen Steinhaufen, hinter dem er sich hätte verstecken können. Allenfalls hätte es in der Steilwand über dem Meer vielleicht Höhlen gegeben, doch dort hinab zu steigen schien mir in der Kürze der Zeit kaum möglich. Da auch keiner meiner Reisege-fährten etwas von der rätselhaften Erscheinung bemerkt hatte, kam ich zu dem Schluss, es müsse sich um eine Art 'Fata Morgana' gehandelt haben, eine täuschende Spiegelung verborgener Sehnsüchte womöglich, in einem vor Hitze zitternden Land...

Gegen Abend stiegen wir zur Küste hinab, wo unser Pfad zu einem abgelegenen Weiler führte, bei dem es ein winziges Häfchen und einen bescheidenen Gasthof gab, in dem wir übernachten wollten. Am Dorfeingang trieb sich ein Rudel Hunde herum, ein barfüßiges Kind stand wie angewurzelt am Wegrand, und in einem verfallenen Gemäuer scheuchte eine schwarz gekleidete Alte mit gellendem Gekreisch eine magere Ziege. Sonst rührte sich nichts in dem ärmlichen Ort. Doch da man uns gewiss schon vor Stunden in den Hängen gesichtet hatte, wurden wir fraglos hinter Fensterläden und Brettertüren beäugt.

Auch unser Gasthof, etwas abseits vom Dorf zum Meer hin gelegen und nur durch einen sandigen Weg vom breiten Kieselstrand getrennt, sah verschlossen und abweisend aus, als hätten ihn seine Bewohner verlassen. Doch auf der Terrasse vor dem Haus, zu der ein paar Steinstufen hinaufführten, war der lange Tisch schon mit einem sauberen Wachstuch gedeckt. Und kaum hatten wir uns auf den harten, kleinen Holzstühlen niedergelassen, die sich dem Reisenden schon nach dem ersten Gläschen geharzten Weins weich in den Rücken schmiegen, regte sich Leben im Haus! Eine Girlande farbiger Glühbirnen erstrahlte rings um die Terrasse und wie von unsichtbarer Hand wurde die Gaststube geöffnet, die auch sogleich den köstlichen Duft von gebratenem Zickleinfleisch verströmte.

Nun erschien auch die Wirtin, eine rundliche, kleine Frau von etwa fünfzig Jahren, mit dickem Haarknoten. Freundlich und mit vielen einladenden Gesten hieß sie uns willkommen. Einige ältere Männer griffen sich unsere Rucksäcke und trugen sie in die oberen Zimmer, wo schon frisch bezogene Betten für uns vorbereitet waren. Duschen gab es nicht in dem einfachen Haus, und so stellten wir uns unter die Süßwasserdusche am Strand.

In meinem Zimmer zurück, wählte ich für den Abend zur sauberen Jeans einen ausgeschnittenen Pulli und legte mir meinen Talisman um, eine handgearbeitete Silberkette mit schönem Rosenquarz als Anhänger. Sie war ein Geschenk meiner Mutter, das ich seit ihrem Tod wie meinen Augapfel hütete. Zufrieden betrachtete ich mich im fleckigen Wandspiegel. In meinen Lieblingsfarben Weiß und Blau, mit der sonnengebräunten Haut, den blonden Kringellocken, fand ich mich hübsch und jedenfalls jünger als achtunddreißig! Beschwingt verließ ich das Zimmer.

Auf der Terrasse waren schon die Gedecke verteilt, doch meine Reisegefährten ließen sich noch nicht blicken. Gerade trat die Wirtin mit zwei Weinkrügen aus der Gaststube. Als ich sie ihr abnahm, um sie zum Tisch zu tragen, musterte sie mich wohlwollend. Einen besonderen Blick schenkte sie meiner Kette. Etwas später, als sie frisch gebackenes Brot auftrug, bedeutete sie mir mit Gesten, dass ihr mein Schmuck gefalle. Da ich kein Griechisch sprach, sagte ich: „Mama!", und sie verstand sofort. „Mama!", wiederholte sie bewundernd und mit Pathos. Dann nahm sie mich beim Arm und zog mich zur Gaststube. „Maria!", rief sie streng.

Ein ungewöhnlich schönes Mädchen trat aus dem dunklen Hintergrund. Es mochte vierzehn oder fünfzehn Jahre zählen. Wie die alten Frauen jenes Landes trug es ein schmuckloses, schwarzes Kleid, schlichte Leinenschuhe und ein schwarzes Kopftuch, unter dem ein sorgfältig geflochtener, glänzender, brauner Zopf hervorsah. Das Antlitz des Mädchens war von klassischem Ebenmaß. Doch unter den dunklen Brauen, die mediterranen Frauengesichtern so viel Ernst verleihen können, schien mir der Blick seiner Augen wie auf Ikonenbildern trauernder Madonnen voller Melancholie! Ein Eindruck, den die roten Lippen und rosigen Wangen des prachtvollen Wesens jedoch, so schien es, Lügen straften.

Gestenreich bedeutete mir die Wirtin, dass das schöne Mädchen ihre Tochter sei, die Stütze ihres Alters, ein Einzelkind, das sie unter großen Entbehrungen aufgezogen habe. Dann forderte sie Maria auf, sich mein Schmuckstück anzusehen, wobei sie ihr vermutlich eine rührende Geschichte dazu erzählte, ertönte doch immer wieder ihr emphatischer Ausruf: „Mama!"

Zögernd trat Maria näher, nahm vorsichtig den Anhänger meiner Kette in ihre Hand und betastete ihn sacht mit den zarten Fingern. Ein Hauch von Thymian entströmte dabei ihrem

Kleid. Dann hob sie den Kopf und für den Bruch-
teil einer Sekunde trafen sich unsere Blicke.
Gleich darauf gab sie mir mit der natürlichen
Grazie, wie man sie häufig bei den einfachen
Bewohnern solch entlegener Landstriche sieht, zu
verstehen, dass sie nun aber schleunigst wieder in
die Küche müsse.

Etwas später sah ich die bezaubernde Kleine
noch einmal. Auch meine Reisegefährten waren
inzwischen hinzugekommen. Wir hatten uns um
den langen Tisch gesetzt, den ersten Durst mit
honiggelbem Wein gelöscht. Nun machten wir
uns über die großzügig aufgetragenen Speisen
her: Schwarze Oliven, mit Zwiebeln und Fêta
angerichtete Tomaten, mit Rosmarin bestreute
Lamm-Koteletts, in Weinblättern gedünsteten
Reis und Spieße von knusprigem Zickleinfleisch.
Da schaute ich auf und sah Maria am Türpfosten
lehnen. Gedankenverloren ruhte ihr Blick auf mir.
Sie errötete, als fühle sie sich ertappt und verschwand in der Gaststube, war aber gleich darauf
mit einem kleinen Weinkrug zurück, den sie vor
mich auf den Tisch stellte. In dem Krug, gab sie
mir mit allerlei Gesten zu verstehen, sei ein
besonders guter Tropfen, ein Geschenk der
Mutter, die sie geschickt habe. Einen Augenblick
stand sie noch bei mir, nach den Kräutern der
Macchia duftend. Dann huschte sie wieder ins
Haus, wo sie sich für den Rest unseres
Aufenthalts verborgen hielt.

„Hört mal her, Leute!", rief jetzt unser Wanderführer. „Die Wirtin fragt, ob Interesse an griechi-

schem Tanz besteht? Ein Student aus dem Dorf könnte kommen, ihn vorführen!"

Alle waren begeistert und wenig später sprang ein junger Bursche auf die Terrasse. Er war etwa zwanzig Jahre alt, bildhübsch mit seinen dunklen Locken, und fraglos eitel. Sein schwarzes Sporthemd und die gut gebügelten, schwarzen Hosen trug er gewiss nicht zufällig so knapp, dass man deutlich seinen muskulösen Körper sah. Seine Schuhe waren blank geputzt und in seinem weit geöffneten Ausschnitt glänzte das obligatorische Goldkettchen. Schnell war am anderen Ende der Terrasse, wo die Wirtin mit ihren dienstbaren Geistern Platz genommen hatte, ein altmodischer Kassettenspieler aufgestellt und schon tönten die leidenschaftlichen und zugleich schwermütigen Lieder jenes Landes in die Nacht.

Der junge Grieche tanzte gut. Selbstverliebt stellte er seinen Körper zur Schau, eine Darbietung unverblümter Erotik. Nach einer Weile wurden wir aufgefordert, mit zu tun, und einige der Gruppe hüpften tatsächlich los. Zwar war's nun mit der Erotik vorbei, doch meine Reisegefährten brachte es in Stimmung. Schließlich aber sanken sie erschöpft auf ihre Stühle und der schöne Tänzer wurde an unseren Tisch gebeten, wo er sich schon bald an meiner Seite niederließ.

Es stellte sich heraus, dass dieser junge Mann ein gutes Englisch sprach. Und so erfuhr ich einiges über das Inselchen, seine Bewohner und auch über meinen Gesprächspartner selbst. Er war dort aufgewachsen, studierte nun aber in Athen und kam nur noch gelegentlich her, um seinen Eltern in der Landwirtschaft zu helfen. Anfangs, während er redete, hatte seine Hand noch artig auf meiner Stuhllehne gelegen. Bald aber spürte ich diskrete, zärtliche Berührungen in meinem Rücken. Schließlich liebkoste die Hand gar meinen Nacken, spielte dort mit meiner Kette... Es muss der ungewohnte Wein gewesen sein, der mich nicht protestieren ließ!

Gerade war die Wirtin wieder einmal heraus gekommen, um nach ihren Gästen zu sehen, nickte uns freundlich zu. Längst waren die übrigen Einheimischen in der Dunkelheit verschwunden und auch meine beschwipsten Reisegefährten mit dem üblichen Getöse zu ihren Zimmern hinauf gepoltert. Nur zwei ältere Damen, die wohl bemerkt hatten, dass es zwischen dem Tänzer und ihrer Mitreisenden zu knistern begann, klammerten sich noch eisern an ihre leeren Gläser, sprachen kein Wort mehr und starrten ungeniert her.

„Machen wir einen Strandspaziergang?", fragte dann auch der Grieche.

Ich hatte längst mit dieser Frage gerechnet und mir vorgenommen, das Gespräch abzubrechen und unter Hinweis auf meine frühe Abreise auf mein Zimmer zu gehen. Aber ich bin auch nur eine Frau, und, wie gesagt, der Wein... Dazu das schöne Gesicht so nahe bei meinem, die glänzenden , dunklen Augen, der weiche Mund, der mir geduldig meine vielen Fragen beantwortet hatte... kurzum, zur eigenen Überraschung ließ ich mich nicht lange bitten! Und nachdem der Grieche noch einige Worte mit der Wirtin gewechselt hatte, gingen wir unter den entrüsteten Blicken meiner beiden Reisegefährtinnen davon.

Draußen nahm mich mein Galan bei der Hand und führte mich auf holprigem Weg zum Strand. Dort saßen wir dicht aneinander geschmiegt auf den noch warmen Kieseln, während ich in vollen Zügen genoss, wie gut verliebte, junge Männer küssen können! Im Gasthof waren längst die Lichter gelöscht. Für Augenblicke, wenn sich am Nachthimmel über uns die Wolkendecke auseinander schob, glitzerten Sterne und Meer in der Dunkelheit. Manchmal wehte ein Windhauch über uns hin, erfüllt von den Düften der nahen Macchia.

„Lass uns zu meinem Haus gehen und bleib eine Weile!", schlug mir mein Verehrer vor.

Den Schneid hatte ich dann aber doch nicht! Und so habe ich nicht mehr erfahren, wie es gewesen wäre, in seinen Armen aufzuwachen, in einem weißen Häuschen auf einer Insel der Ägäis, die so klein und abgelegen ist, dass kaum einer ihren Namen kennt, an einem Morgen im Frühling, wenn durch die Ritzen der Fensterläden die Sonne blitzt, ein Hauch von Ziegen und Kräutern ins Zimmer weht...

„Aber im Winter, in Athen, könnten wir uns wiedersehen!", beharrte der junge Mann.

„Im Winter, in Athen", antwortete ich ihm lachend, „wirst du ein Mädchen haben, und ich bin längst vergessen!"

„Werde ich nicht!", erklärte der Grieche.

„Dummkopf!" Ich fuhr ihm durch den Lockenschopf. „So hübsch, wie du bist!"

„Ich bin verlobt!"

„Verlobt?! Und da sitzt du hier und küsst fremde..." Es verschlug mir die Sprache. „Und wo ist sie jetzt, deine Verlobte?", fragte ich verärgert, nachdem ich die Kröte geschluckt hatte.

„Im Haus. Es ist Maria, die Tochter der Wirtin!"

„Maria?!", fragte ich fassungslos. „Aber die ist doch noch ein halbes Kind?"

„Das ist ja das Elend!", seufzte der junge Mann. „Und sie ist so ernst, so verschlossen! Ich kann nicht reden und lachen mit ihr, wie ich möchte! Aber würde ich sie verlassen, wäre das eine Schande für unsere Familien! Es gibt hier doch sonst keinen, den sie heiraten könnte, nur Ziegen, Steine, alte Weiber – du hast es doch selber gesehn! Nicht einmal küssen darf ich sie vor der Ehe!"

„Und darum tust du's manchmal mit Touristinnen?"

„Es kommen nicht oft Touristinnen in diese abgelegene Gegend", meinte der Grieche, „und selten ist Eine dabei, die mir gefällt!"

„Und Maria, weiß sie davon?", fragte ich verstört.

„Mag sein, aber sie stellt keine Fragen!"

„Und deine Schwiegermutter – was sagt die dazu?"

„Sie will, dass ich Maria in Ruhe lasse!"

Das ist doch die Höhe!, dachte ich, jetzt richtig zornig. Deswegen also meine Bevorzugung, die wohlwollenden Blicke, der Extra-Krug Wein! Um der zur Heirat zu jungen Tochter den künftigen Ehemann zu bewahren, ihn weiter an ihr Haus zu binden, verhilft sie dem Casanova von Schwiegersohn zu Liebesabenteuern! Und ich Dussel gehe diesen beiden auf den Leim, während sich das betrogene Mädchen drinnen in seinem Zimmer grämt! Mit einem Mal bekam da meine Romanze den schalen Beigeschmack von Reue und Scham!

Doch es sollte noch schlimmer kommen! Denn auf dem Rückweg zum Gasthof, den ich nun unverzüglich antrat, berührte der Grieche meinen Hals. „Du trugst doch eine Kette!", wunderte er sich. „Hast du sie in der Tasche?"

„Aber nein!", rief ich erschrocken. „Ich muss sie verloren haben!" Jetzt war also auch noch mein Talisman weg! Selbst bei Tageslicht würde ich ihn in dem Meer von Kieselsteinen nicht mehr wiederfinden... Traurig erzählte ich meinem Begleiter, wie Mutter mir den Schmuck um den Hals gelegt und was er mir bedeutet hatte. Es ließ uns beide verstummen.

Beim Gasthof angekommen, war dort zu meinem erneuten Schreck nun auch noch die Eingangstür verschlossen. „Macht nix!", meinte der Grieche, er müsse nur der Wirtin ein Zeichen geben. Doch noch ehe es dazu kam, war im

Treppenhaus auch schon ein schwacher Licht-schein zu sehen. Lautlos wurde die Tür geöffnet und barfuß, im langen Nachtgewand, eine flackernde Kerze in der Hand, stand die Wirtin vor uns. Nachdem ihr Schwiegersohn leise auf sie eingeredet hatte, wollte er mich zum Abschied küssen, doch ich drehte mich weg. Gleich darauf hatte ihn die Dunkelheit verschluckt. Die Wirtin zog mich ins Haus, verriegelte die Tür hinter uns und leuchtete mir zu meinem Zimmer hinauf. Bevor sie selbst in ihrer Kammer verschwand, warf sie mir, so kam es mir zumindest vor, noch einen ihrer wohlwollenden Blicke zu.

Kaum war ich eingeschlafen, klopfte es auch schon heftig an meine Tür. Es war bereits heller Tag und ich auf bestem Weg, mein Schiff zu verpassen! Ich beeilte mich, nach unten zu kommen, wo meine Reisegefährten nach genossenem Frühstück bereits aufbruchbereit neben ihren Rucksäcken standen.

„...wer nachts romantische Strandspaziergänge macht...", fing soeben eine der älteren Damen entrüstet an, als unser Wanderführer mit der Wirtin zu mir trat. Die Wirtin nahm meine Hand, legte etwas hinein, das in Papier gewickelt war und schloss fest meine Finger darum. „Mama!", sagte sie feierlich. Es war mein verloren geglaubter Talisman!

Kurz darauf eilten wir zum Hafen hinüber, wo uns schon der Fischer mit seinem Boot erwartete. Gleich im ersten Morgenlicht, berichtete mir der Wanderführer, sei die Wirtin mit dem Schwiegersohn zum Strand gelaufen. Fast eine Stunde hätten die beiden gesucht, bis sie die Kette gefunden hätten! Nur ein Ende hätte unter einem Kieselstein hervor gesehen! Der Schwiegersohn habe anschließend gleich auf den Berg gemusst, sich um die Ziegen seines Vaters kümmern...

Berg...?! Ziegen...?! Meine 'Fata Morgana'!, schoss mir's durch den Kopf. Kein Zweifel, e r musste es gewesen sein! Hatte auf dem Hügel seinen Schabernak mit mir getrieben, seine Wahl wohl schon getroffen, als er mich dort im Gras liegen sah... Doch übernächtigt, wie ich war, dachte ich vorerst nicht länger darüber nach, ließ mich, vom Schifflein übers Meer geschaukelt, an jenem Morgen erst einmal in den Schlaf wiegen.

An dieser Stelle endet die Aufzeichnung in Gittes Tagebuch.

Nach deren Lektüre hatte ich mich zunächst gefragt , worin für die Gute hier überhaupt so etwas wie Übergriffigkeit zu sehen sei. Der Gigolo hatte seine Chance gesucht, Gitte war ihm bis zu einem gewissen Grad entgegen gekommen, der Schwiegermutter hatte es ins Konzept gepasst und die eigentliche Betroffene, die kindliche Verlobte, wirkte für eine Tragödie doch recht gelassen. Keinem hatte jener Schürzenjäger demnach erkennbar weh getan. Warum dann also Gittes nachträgliche Wut auf ihn, diese Mischung aus Scham und Schuldgefühlen, die ihr anzumerken war, als wir über ihr Abenteuer sprachen?

Ich sollte es noch erfahren! Denn wie mir Gitte nun erzählte, war die Affäre für sie mit ihrem Eintrag ins Tagebuch noch keineswegs beendet gewesen! Drei Jahre danach war sie nämlich, wie ich nun erfuhr, während eines Besuchs bei griechischen Freunden zusammen mit diesen noch einmal zu jenem Inselchen zurückgekehrt! Nicht etwa, wie sie energisch beteuerte, wegen des jungen Mannes, sondern weil sie das Schicksal seiner Verlobten interessiert habe. Denn eine solche Schönheit wie die Marias, gepaart mit so viel Sanftmut und Bescheidenheit, sei ihr noch nie begegnet, was in der Tat etwas heißt, denn Gitte, als Journalistin, kennt die halbe Welt. Wie ist Maria als Frau?, hätte sie sich gefragt. Gewiss ist sie inzwischen verheiratet! Ob sie mit ihrem Casanova glücklich wurde?

Man hätte also ein Fischerboot gemietet und sei, wie sie weiter berichtete, am kleinen Hafen unweit des Gasthofs – sie, Gitte, mit einem hübschen Seidentuch bewaffnet, mit dem sie Maria habe beglücken wollen – an Land gegangen. Doch diesmal seien am Haus keine Lichter aufgeflammt, ja, sie hätte es fast nicht wiedererkannt! Fenster und Türen seien mit Brettern vernagelt gewesen, Unkraut hätte auf der Terrasse gewuchert, eine Katze im Müll gestöbert, kurzum, seine Bewohner hätten den Gasthof wohl schon vor längerer Zeit verlassen – er verfiel.

Ein Alter im Dorf hat Gittes Freunden dann berichtet, was geschehen war. Marias Mutter sei plötzlich schwer erkrankt. Das junge Mädchen, nun ganz auf sich allein gestellt, hätte sie rührend gepflegt. Schließlich aber sei die Witwe doch gestorben und eine entfernte Verwandte auf dem Festland hätte Maria zu sich genommen. Nun kränkele das arme Ding in der großen Stadt vor sich hin – Kummer und Heimweh, meinte der Alte, hätten ihm das Herz gebrochen! Maria hätte nämlich auch sonst kein Glück gehabt. Die Eltern ihres Verlobten, verarmt, hätten Haus und Hof verkaufen müssen, seien fortgezogen. Ihr Verlobter wiederum studiere nun in den Staaten. Und dort hätte sich diesen Schürzenjäger eine Andere geschnappt! Die sei zwar reich, hatte der Alte, während er sich am Stock zu dem ärmlichen Gemäuer, in dem er hauste, geschleppt hatte, noch gebrummt, aber nicht halb so schön, wie Maria. Und überhaupt, die Tochter der Wirtin sei die Beste von allen gewesen, die Beste von allen!

Nachdem ich das tragische Ende dieser Episode erfahren hatte, konnte ich Gittes posthume Skrupel, die Selbstvorwürfe und Scham, die sie plagten, dann doch nachvollziehen. Der Mutter des Mädchens werfe sie nichts vor, meinte sie. Die hätte aus Liebe zu ihrem Kind gehandelt, ihm Ehemann und Zukunft sichern wollen. Der gewissenlose Casanova aber hätte das Reinste, Edelste, Beste, das einem im Leben begegnen könne, zugrunde gerichtet. Und sie, Gitte, hätte sich, gedankenlos, zu seiner Komplizin gemacht!

Als sie dies sagte, fiel mir eine denkwürdige Begegnung ein, die ich selber während einer Wanderreise in den Waliser Bergen hatte. In einer Picknick-Pause hatte ich mich kurz zu einer Gruppe mitreisender, junger deutscher Frauen gesellt, die lautstark miteinander diskutierten. Es ging - worum sonst? - um die Männer! Eine dieser jungen Frauen, es waren wohl Freundinnen oder Kolleginnen, alle etwa Mitte zwanzig, erklärte zu meiner Bestürzung, und die Übrigen stimmten ihr zu, dass sie im Fall, ihr begegne der ‘Mann ihres Lebens‘, keine Rücksicht kenne, ihn sich nähme, egal, ob er gebunden sei oder nicht.

Fassungslos über so viel Radikalität, hakte ich nach. „Sie hätten wirklich keinerlei Skrupel?“, fragte ich. „Auch nicht, wenn er in einer intakten Beziehung lebt, es Kinder gibt?“

„Nein, nicht im Geringsten!“, wiederholte die Betreffende mit Entschiedenheit. „Den nehme ich mir, da ist mir alles egal! Wann begegnet einem denn schon solch ein Mann im Leben!“

Ein Beispiel, das zeigt, dass der Weg zu echter Frauensolidarität noch ein sehr weiter ist!

Auch der so beliebte, vermeintlich harmlose Urlaubsflirt mit einem ‘Latin Lover‘ unter südlicher Sonne kann, wie aus Gittes Bericht zu schließen, für andere sehr wohl eine tragische Kehrseite haben. Die aber bleibt der schließlich heimkehrenden, vor romantischer Erinnerung wie auf Wolken schwebenden Protagonistin in den meisten Fällen vermutlich verborgen.

Klammeraffe

Kennen gelernt habe ich Carolin in einem Buchla-
den nahe der Uni, wo sie sich mit Doktoranden
herumschlägt, die irgendetwas an Wasserflöhen er-
forschen. Eine attraktive, junge Frau, Typ schmales
Reh, intelligent, mit einem Schuss Humor um die
blauen Augen. Seit einer missglückten Liaison ist sie
mit ihrem Beruf verheiratet. Einen neuen Partner,
behauptet sie, suche sie nicht. unbedingt. „Wenn es
passiert", meinte sie einmal, „wunderbar! Wenn
nicht, ist das jetzt auch kein Drama mehr!"
Das sei aber nicht immer so gewesen, räumte
Carolin ein. Nach der Trennung von ihrem Freund,
der sich rettungslos in eine Andere verliebt hätte, sei
sie 'wie in ein schwarzes Loch gefallen'. Nur schaudernd denke sie an die Wochenenden und Feiertage
jener Zeit zurück, die plötzlich 'so sinnentleert, so
zum Verzweifeln still' gewesen seien. Jedem ver-
liebten Paar hätte sie voll Sehnsucht hinterher
gesehen. In jener Zeit sei dann ja auch 'das Ding
mit dem Klammeraffen' passiert...
Das Ding mit dem Klammeraffen?! Das interessierte mich natürlich! Und sie erzählte es mir so:

**„Ich hatte auf einer Bahnfahrt zufällig neben
jenem Mann gesessen und war mit ihm ins**

136

Gespräch gekommen. Ein eher unauffälliger Mensch, kein Frauentyp wie mein Ex. Ingenieur, kunstinteressiert, wie ich selbst, äußerst belesen. Da wir uns recht gut unterhalten hatten, gab ich ihm vorm Aussteigen – mein erster Fehler! - leichtsinnigerweise meine Visitenkarte, verabredete mich vage mit ihm auf ein gelegentliches Treffen. Wie hätte ich auch ahnen können, was mich dann erwartete!

Kaum war ich an jenem Tag in meiner Wohnung zurück, meldete er sich auch schon am Telefon und drängte auf ein Wiedersehen! Er kam dann auch bald angereist. Aber seine Eile muss mich bereits beunruhigt haben, denn ich wählte als Treffpunkt ein Restaurant gleich beim Bahnhof. Die Unterhaltung beim Essen war ganz nett, aber nicht so, dass ich ihn noch einmal hätte wiedersehen wollen. Als es zum Zahlen kam, ging der Ärger auch schon los! Unter diesen Umständen hatte ich, was ich verzehrt hatte, selbstverständlich selbst begleichen wollen. Doch geradezu verbissen beharrte jener Mensch darauf, auch meinen Anteil zu übernehmen! Ja, er riss der Bedienung, um es zu erzwingen, die Rechnung geradezu aus der Hand! Ein höchst befremdliches Benehmen, das mich ärgerte.

Ich begleitete den Mann dann noch zu seinem Zug – mein zweiter Fehler aus heutiger Sicht! Wie zu erwarten, fragte er mich dann auch, wann er mich wiedersehen kann. Ich sagte ihm, dass es keinen Sinn mache, ich hätte nur wenig Zeit. Ja, ich log sogar, ich hätte bereits einen Freund!

Doch es waren keine drei Stunden vergangen, da klingelte daheim mein Telefon – schon wieder war er dran! Von nun an meldete er sich täglich, mal übers Festnetz, mal übers Handy, oft sogar mehrfach! Anfangs schnitt er noch interessante Themen an und leider – mein dritter Fehler! - ließ ich mich noch einige Male darauf ein. Er gab sich ja freundlich und ich, als höflicher Mensch, glaubte, es ihm nicht abschlagen zu können. Bald aber schwärmte er nur noch von m i r, meinen Augen, meiner Stimme, meinem Gang, bat immer dringlicher um ein Wiedersehen!

Gestresst, genervt, sagte ich ihm nochmals unmissverständlich, dass ich keine nähere Beziehung mit ihm wünsche, dass ich mich durch seine Anrufe zunehmend belästigt fühle, er sie unterlassen solle. Zwecklos! Nun kam sogar ein kostbares bibliophiles Buch von ihm an! Bei seinem nächsten Anruf verbot ich ihm, mir weitere Geschenke zu machen, kündigte ihm an, seine Päckchen künftig ungeöffnet in den Müll zu werfen, was ich auch tat, denn zurückschicken konnte ich sie nicht, er schrieb ja nie den Absender drauf! Einmal wollte er mir sogar einen Satz von seiner 'Oma geerbter, wertvoller antiker Silberlöffel' geschickt haben, und auch der ist, sollte es gestimmt haben, im Müll gelandet... Immer wieder schrieb er mir auch Briefe – anfangs hab ich sie noch geöffnet – in denen er mir unverdrossen aus seinem Leben berichtete, obwohl ich keinen einzigen davon beantwortet habe. Und wie peinlich für mich auch seine vielen offenen Postkarten, auf denen er mich regelmäßig als 'Göttin' anredete! Auf einer dieser Karten, alle mit erlesenen, künstlerischen Motiven drauf, behauptete er, kürzlich eine Riesenerbschaft gemacht zu haben. In einer rheinischen Stadt gehöre nun eine ganze Häuserzeile ihm...

Ich hatte inzwischen mein Studium abgeschlossen, absolvierte danach in einer Firma ein Praktikum. Eines Morgens traf ich dort in meinem Büro die für mich zuständige Schreibkraft, ein noch junges, unerfahrenes Ding, bei einer angeregten Plauderei mit dem Klammeraffen an meinem Telefon an! Empört riss ich ihr den Hörer aus der Hand, beendete das Gespräch. Sie meinte, sie hätte sich nichts Böses dabei gedacht. Der Anrufer hätte sich als enger Freund von mir ausgegeben, sich nur nach meinem Befinden am neuen Arbeitsplatz erkundigen wollen, sie noch freundlich das eine oder andere Belanglose gefragt, etwa, welches meine Aufgaben wären, wie ich als Chefin sei, und so. Richtig nett sei der gewesen!

Ich fragte mich, wie diese Klette wohl an die Nummer meines Diensttelefons gekommen war? Hatte ich womöglich beim allerersten Gespräch mit dem Kerl von dieser Firma, meinen Plänen dort, gesprochen...?

Von da an verging kein Tag, an dem der Irre nicht auch dort noch angerufen hätte! Natürlich warf ich den Hörer auf, sobald ich seine Stimme erkannte. Doch zermürbt, wie ich inzwischen war, gingen mir einmal die Nerven durch und ich rief erbittert, dass ich zum Glück bald weg zöge, sich seine Anrufe dann erledigten. Darauf er: „Ich muss immer wissen, wo Sie sind! Auch wenn Sie heiraten sollten, finde ich es heraus!"

Was sollte das heißen, drohte er mir?

Der ist doch nicht bei Trost, durchgeknallt!, sagte ich mir. Warum hatte ich es nicht gleich bemerkt? War nicht schon sein unnachgiebiger Kampf um das Bezahlen meines Essens im Restaurant geradezu zwanghaft gewesen? Geredet hab ich nicht mal mit Freunden über die Sache, schämte mich. Hast du den denn nicht selbst zu seinem Verhalten ermutigt, indem du dich mit ihm getroffen hast?, würden sie mir vermutlich vorwerfen...

Als ich schließlich an die hiesige Uni wechseln konnte, fiel mir ein Felsbrocken von der Seele. Endlich war ich den Quälgeist los! Doch ich hatte mich getäuscht. Denn als ich eines Tages zuhause nichtsahnend den Hörer abnahm, war er doch wieder in der Leitung! Anscheinend hatte er an unzähligen Unis herumtelefoniert, schließlich die richtige Stadt gefunden! Er erklärte, er könne nun nicht mehr länger warten, müsse mich unbedingt wiedersehen, würde mich in Kürze besuchen!

Am Ende meiner Nervenkraft und völlig außer mir – es fiel mir seit einiger Zeit zunehmend schwer, mich auf meine Arbeit zu konzentrieren – schrie ich, dass er nun endlich aufgeben, mich in Ruhe lassen soll. „Sie glauben doch nicht im Ernst", kreischte ich, „dass ich Sie auch noch in meine Wohnung lasse?!"

Hörte er einfach nicht zu oder war er so blöd, dass er mich nicht verstand? „Ich komme!", erklärte er jedenfalls in undefinierbarem Ton.

So kurz nach meinem Umzug in die fremde Stadt hatte ich ja noch keine Kontakte, war an den Wochenenden daher gewöhnlich allein. Wenige Tage nach jenem Gespräch – es war ein Sonntag, die Klette hatte nicht wieder angerufen, und ich dachte, der Spuk sei nun wirklich vorüber - waren im Haus wieder einmal alle ausgeflogen. Und in diese Stille hinein hat es plötzlich von unten bei mir geklingelt. Der Klammeraffe!, sagte ich mir, denn wer sonst hätte mich besuchen sollen? Lieber Gott, flehte ich, mach, dass der Schnapper an der Haustür nicht auf 'offen' steht! Den Müttern, die mit ihren sperrigen Kinderwagen rein und raus mussten, war's nämlich oft lästig, ihn zurück zu stellen, und das war wohl auch jetzt der Fall. Jedenfalls hatte jemand die Haustür öffnen können und schlich sich nun, wie ich im Korridor hinter meiner Wohnungstür hörte, die Treppe herauf!

Ich bin keine Überängstliche, hab schon so allerhand erlebt. Bei einem Besuch NewYorks etwa hat mich mal ein puertorikanischer Taxifahrer, den ich unklugerweise nicht im Hotel sondern auf der Straße angeheuert hatte und der mich um mein Geld bringen wollte, eine halbe Nacht unter drohenden Kommentaren auf dunklen Highways durch ein Niemandsland kut-schiert. Auch andere gefährliche Situationen hab ich ohne große Panik gemeistert. Klar hätt ich mich wegen meines Peinigers an die Polizei wenden können, es gibt ja dies Stalker-Gesetz. Aber für so einen hab ich den Kerl nicht gehalten, der war für mich nur einer dieser lästigen Verehrer, wie sie fast jede Frau kennt, verknallte Typen, die sich nicht abschütteln lassen...

Doch an dieser Einschätzung kamen mir bald Zweifel! Denn nachdem er auch oben auf meine Klingel gedrückt hatte, nahm er den Finger nicht mehr runter! Zugleich hat er, ausdauernd, immer bedrohlicher geklopft! Da sich im Haus trotz seines Lärms nichts rührte, wird er erkannt haben, dass alle weg waren. Da wurde es erst richtig schlimm! Eine fürchterliche Wut hat der gehabt! Brutal, anfangs mit Fäusten und seinem Schlüsselbund, dann auch mit Füßen, hat er die Tür bearbeitet, wieder und wieder, hörte einfach nicht mehr damit auf!

Er wird sie eintreten!, dachte ich, starr vor Entsetzen.

Das Haus war alt, dreißig, vierzig Jahre wohl. Mein anfänglicher Glaube, ich sei hinter meiner klapprigen Tür in Sicherheit, war längst dahin. Im Kopf rasten meine Gedanken, mein Herz schlug bis zum Hals. Ich lief ins Wohnzimmer, griff eine massive, aus Eichenholz geschnitzte Figur mit schwerem Fuß. Sie in beiden Händen haltend, lief ich zur Tür zurück. Ich sehe zwar nicht so aus, bin aber durch meinen Sport recht stark. Die Figur fest umklammernd, lauerte ich im Flur. Sobald er reinkommt, schlägst du zu!, nahm ich mir vor. Wäre er tatsächlich eingedrungen – ich fürchte, ich hätte ihn umgebracht!

Doch plötzlich war's still. Lautlos ist er die Treppe runter, nur das Zufallen der Haustür hat man noch gehört. Halbwegs beruhigt hab ich mich aber erst gegen Abend, als einige der Bewohner von ihren Ausflügen zurückkehrten. Und geschlafen hab ich in jener Nacht auch nicht! Noch heute träume ich von jenem Tag, wache dann in Angstschweiß gebadet auf...

Ob mir dieser Mann ernsthaft etwas antun wollte...? Er war so gebildet, recht kultiviert... Vielleicht konnte der nur seinen Frust, seine Enttäuschung nicht mehr kontrollieren, hat sich ausgetobt...? Angerufen hat er danach nämlich nie wieder! Womöglich hat er seinen Fehler eingesehn? Oder er kam unters Auto, in die Psychiatrie... Vielleicht ging ihm aber auch eine Andere auf den Leim?

Für mich war es, nach mehr als drei Jahren Terror, jedenfalls wie ein neues Leben!"

Ob Carolins Quälgeist, wie man es in Betracht ziehen könnte, kein potentieller Gewalttäter war sondern nur ein 'etwas durchgeknallter Verehrer', mag zutreffen oder nicht. Ein Stalker war er in jedem Fall. Und Stalking ist seit 2007 in Deutschland strafbar.

Warum Stalker, männlich oder weiblich, gegen- oder gleichgeschlechtlich, auf eine ganz bestimmte Person fixiert sind, werden wohl auch Psychologen in Fällen wie dem hier vorgestellten nur schwer ergründen können. Auch Liebende sind ja auf einen ganz bestimmten Partner fixiert – warum gerade auf ihn?

Beim typischen Stalking geht es aber nicht um Lieben oder Geliebtwerden, obwohl es manchmal so scheint. Dort geht es um Macht. Der Drang, sie sich über einen anderen Menschen anzueignen, ist zwanghaft und gehört somit, nicht anders als etwa das zwanghafte Sexualverhalten beim W e i n - s t e i n-Syndrom (s. Kapitel 'Harvey lässt grüßen') zu den Neurosen. Ungeachtet dieser eindeutig psychischen Komponente ist typisches Stalking in erster Linie aber ein Fall für die Polizei!

Selbst die eher harmlosen 'Klammeraffen' oder auch 'Kletten', zu denen auch Carolin ihren Peiniger anfangs zählte, und deren Liebesterror, gekennzeichnet vor allem durch die Ignoranz ihrer Zurückweisung, noch als gemäßigt gelten kann, müssen lernen, ihr gestörtes Sozialverhalten zu korrigieren, ihre Wahrnehmung zu schärfen, da sie offenbar nicht erkennen, wie das, was sie tun, von ihren Opfern empfunden wird.

Liebesterror, so harmlos er auch erscheinen mag, ist immer ein Übergriff und birgt das Potential von Gewalt. Ihm zu entgehen, ist nicht immer möglich. Bestimmte Fehler, wie sie auch Carolin machte, sollten Frauen aber unbedingt vermeiden. Der Betreffende ist auf Distanz zu halten, so lange auch nur der allergeringste Zweifel an seiner Person besteht! Und nie, nie, nie sollten Telefonate oder andere Formen des Austauschs, etwa via Social Media, mit ihm geführt werden – schon gar nicht emotionalen, informativen oder persönlichen Inhalts!

Ein Ass

„Que hora es?" („Wie viel Uhr ist es?"), fragte unser
Spanisch-Lehrer von der VHS, der seine Uhr
vergessen hatte, in der letzten Stunde, mit der unser
Kurs zu Ende ging. „Son las siete aproximadamen-
te!"(„Ungefähr sieben!"), antwortete ihm Lena,
welche die Aufmerksamste und Fleißigste von uns
gewesen war, wie aus der Pistole geschossen,
während sie mir einen raschen Blick zuwarf. Und
der hieß: Nachher im Café, wie vereinbart? Ich
nickte zustimmend.

Den Spanisch-Kurs hatten sie und ich gebucht,
ohne vom Anderen zu wissen. Aber es hatte mich
nicht überrascht, Lena dort anzutreffen. Ich kannte
sie schon seit Längerem von der Kasse eines nahen
Supermarktes, wo sie in jeder freien Stunde jobbte.
Eigentlich hatte sie Einzelhandelskauffrau gelernt.
Aber dies Energiebündel hatte nach Feierabend, in
Fern- und Abendkursen, noch sein Abi hingelegt,
studierte nun Germanistik an der Uni. In einer
Pause unserer ersten Kursstunde hatte sie mir dann
strahlend berichtet, sie sei seit einiger Zeit liiert,
und zwar mit einem etwas älteren Professor einer
anderen Fakultät.

Bildungsbeflissen, im Kopf hellwach und
kommunikativ, wie Lena ist, hatte sie sich schon

eine ganze Weile nach einem Partner umgesehen, der ihr in dieser Hinsicht ebenbürtig war, ihn, wie es damals schien, dann wohl auch gefunden. Doch die Tatsache, dass sie mich jetzt, nur zehn Wochen später, 'unter vier Augen', wie sie es angekündigt hatte, sprechen wollte, konnte nichts Gutes bedeuten.

Im Café legte sie dann los, tief enttäuscht, aber arg geknickt auch über sich selbst, hatte sie sich doch vom Intellekt ihrer beträchtlich verhaltensgestörten 'Eroberung' blenden lassen. Hier nun zu Lenas Bericht.

„Er war so vielseitig, ein Ass, sag ich dir! Wusste einfach alles! Bereichsübergreifend, auch wo es um mein Fach ging! Mich hat das schlicht umgeworfen! Dass er eine Ecke älter war, als ich, gefiel mir natürlich auch. Wie viel mehr bereichert einen doch so ein reifer Mann als diese unfertigen Jungs!, sagte ich mir. Recht gut ausgesehen hat er im Übrigen auch... Sicher, das Theater, der Kult, den er mit seinen Klamotten trieb, das hat schon genervt. Da konnte ich mit meinen natürlich nicht mithalten. Immer nur edelstes, handgenähtes Schuhwerk aus Italien, Designer-Sakkos, Hosen, die er sich eigens vom Nobelschneider anfertigen ließ – Hugo Boss von der Stange, das wäre ihm zu ordinär gewesen... Also, dass er äußerst eitel war, hab ich natürlich sofort bemerkt. Aber es gibt Schlimmeres!, sagte ich mir. Und warum nicht, er kann es sich leisten...

Eigentlich ist er aber schon bei unserem allererwsten Rendezvous auffällig geworden! Wir hatten uns in dem Hotel, wo er dann bei seinen Besuchen immer übernachtete, zum Frühstück verabredet. Und irgendwie wollte er dort ständig Aufmerksamkeit erregen! Rief den Kellner alle paar Minuten herbei, um mit ihm zu plaudern, obwohl der sichtlich wie auf glühenden Kohlen stand, hatte Sonderwünsche, mischte sich immer wieder in Gespräche an Nachbartischen ein, erwklärte mir in einer Lautstärke, dass es jeder mitbekam, seine Position und Privilegien als 'Ordentlicher Professor'.., wirklich, es drehte sich alles nur um ihn! Selbst, wenn wir über Themen sprachen, die zunächst nichts mit seiner Person zu tun hatten, endete es letztlich fast immer so, dass er im Mittelpunkt des Geschehens stand... Immerhin hat er mir da noch zugehört, aber auch damit war's bald vorbei...

Du kennst ja bestimmt die These von den Spiegwelneuronen. Für mich war das neu, dass Leute, die zu wenig davon oder gar keine im Hirnkasten haben, sich angeblich in ihr Gegenüber nicht hinein versetzen, nicht mit ihm fühlen können, dass die auch gar nicht merken, wie ihr Verhalten auf andere wirkt... Du weißt, ich hab mich immer ganz gut durchgeschlagen, von daher brauch ich keinen Mann. Dem sein Geld hat mich überhaupt nicht interessiert! Aber dass der so gar kein Gespür für meine Lage hatte, mich nicht ein einziges Mal gefragt hat, wie ich klar komm mit meinen paar Kröten... Wirklich, dem haben die

Spiegelneuronen gefehlt!

Nur ein Beispiel: Einmal kam er aus Frankreich, wo er in Lyon einen Vortrag gehalten hatte, mit einem Trüffelpilz zurück, den er mir, die ich zu seinem Entsetzen noch nie im Leben Trüffeln aß, voll Stolz präsentierte. Neunzig Euro hatte ihn das Ding gekostet – für mich als Studentin ein Betrag, von dem ich einige Zeit hätte leben können... Aber, wie gesagt – nicht sein Problem! Stattdessen belehrte er mich, Gourmet zu sein, sei einfach 'guter Stil'... Nun also sollte auch ich den lernen! Wie ich meinen Freund inzwischen kannte, hatte der bereits irgendwo unterwegs geschlemmt. Denn die Handvoll Bandnudeln, die er nun ins Kochwasser gab, das Mini-Portiönchen, das er mir, als sie gar und gebuttert waren, zuteilte, waren ein Witz. Und dann die Show! Mit einem eigens dafür mitgebrachten Hobel schabte er nun ein paar Krümel vom Pilz über meine Nudeln, geizte dermaßen damit, dass man wirklich nichts davon schmeckte! Darauf hielt er mir, während mein Magen weiterhin knurrte, einen langen Vortrag über mein Gesschmacks-empfinden, die Sensibilität der entsprechenden 'Rezeptoren', die in meinem Alter noch nicht 'ausgereift' seien, erst mit den Jahren 'differen-zierten', sensibel würden und dergleichen, womit ich dich aber besser jetzt nicht langweile. Seinen Trüffel, den ich für ein Geschenk gehalten hatte, nahm er übrigens wieder mit...

Was für ein schrecklicher Egoist er war, hätte ich eigentlich ja schon seit seiner ersten Einladung zum Essen wissen müssen... Da hat er mich zu seinem 'Lieblings-Inder' geschleppt, mir dort zu einem 'äußerst delikaten' Curry geraten, das er dann für uns beide – höchst ungewöhnlich – als „doppelte Portion, aber auf einer Platte bitte!" bestellte. Kaum stand die auf dem Tisch, zog er sie mit den Worten: „Ich verteile!" zu sich heran, gab einen einzigen Löffel voll auf meinen Teller. Du wirst es nicht glauben, aber dann schaufelte er alles, was noch auf der Platte war, fast das gesamte, doppelte Gericht also, auf seinen! Wahrscheinlich aß seine Verflossene fast nichts, er wird's so gewohnt sein, hab ich mir gesagt, ihm diesen Vorfall nachgesehn. Ich hatte ja noch keine Ahnung! Jedenfalls verließ ich jenes Lokal so hungrig, wie ich reingekommen war...

Auch andere Auffälligkeiten hab ich anfangs irgendwie entschuldigt. Zu viel lag mir an seiner Freundschaft – wo trifft man denn heute noch einen derart umfassend gebildeten Menschen?! Smartphons, Tablets, 'den ganzen digitalen Schrott', wie er es nannte, hat er nur im Dienst benutzt. Der hatte Unmengen Bücher, auch alte Schellack-Platten, alles Klassik, bis zur Decke...

Doch dann kam es erneut zu einem Zwischenfall – und zwar wieder beim Essen! Da hat mich zum ersten Mal echt die Wut gepackt! Nach einer stundenlangen Wanderung am Bodensee waren wir mit knurrenden Mägen in Meersburg zum Essen in einem Gasthof eingekehrt. Nachdem mein Freund die Speisekarte rauf und runter studiert, es ein langes

Hin und Her gegeben hatte, wählte er schließlich Forelle. Ich selbst hatte mich für Leber entschieden. „Oh, Leber!", rief mein Freund, als der Kellner weg war. „Die ess ich auch gern! Wir können ja nachher jeder beim Anderen probieren!"

In dem Moment fiel mir die Sache mit dem Curry wieder ein. „Nein", wehrte ich ab, „ich mag keine Forelle! Und meine Leber möchte ich allein essen! Ich bin wirklich furchtbar hungrig!"

Mein Freund äußerte sich dazu nicht. Pech nur, dass man mir mein Gericht zuerst servierte! Die Leberportion, neben einem Klacks Kartoffelpürree, bestand aus zwei Stücken, einem stattlichen, handtellergroßen, und einem winzigen von der Größe eines Daumens. Kaum war der Ober weg, griff mein Freund zu seiner Gabel, stieß sie in das große Stück und legte es sich auf den Teller. Dann schnitt er seelenruhig davon ab und aß. „Sehr gut!", stöhnte er. „Hätte ich sie doch auch bestellt!" Ich glaubte, dass ich den Rest nun zurück bekäme. Von wegen! Unglaublich schnell, maßlos in seiner Gier, hat er ihn komplett verputzt, während ich wie ein begossener Pudel vor meinem fast leeren Teller saß! Für einen Moment hab ich überlegt, ob ich mir das Gericht noch einmal nachbestellen soll, aber ich hatte zu wenig Geld dabei. An jenem Abend, in Meersburg, in meinem Zimmer, bin ich, genau wie nach dem Curry, mit knurrendem Magen zu Bett gegangen, hab innerlich gekocht. Aber es war eine Einladung gewesen – wie hätte ich mich da beklagen können?

Mit der Zeit war mir natürlich klar, dass mein Freund schwer essgestört war. Womöglich hatte es mit seiner Kindheit zu tun? Seine Mutter war wohl kurz nach seiner Geburt gestorben und seine Stiefmutter hätte ihn, wie er erzählte, nicht gemocht. Die hätte sich 'den Bauch vollgeschlagen', ihn dagegen 'mehr als kurz gehalten', meinte er mal...

All diese Zwischenfälle, Unerfreulichkeiten, Brüskierungen waren eine Riesenenttäuschung für mich, trotzdem hielt ich immer noch an ihm fest... Allerdings waren wir bisher ausnahmslos unter uns gewesen. Als ich ihn dann aber in unserem Andalusien-Urlaub in einem größeren Kreis erlebte, wäre ich seinetwegen am liebsten immer wieder im Boden versunken! Wie ichbezogen er war, wie er sich unentwegt in den Mittelpunkt manövrierte – es war einfach nur peinlich!

Das exklusive Hotel in der wunderschönen Sierra Grazalema, den schicken Mietwagen – er hatte mich wieder mal eingeladen, ich selbst konnte von so was ja nur träumen – all das hatte er, zugegeben, perfekt geplant und arrangiert. Ich war zu Anfang schon ein bisschen beeindruckt. Aber dann...

In der Hotelrezeption stießen wir, als wir dort eintrafen, auf eine Gruppe von Schweizern, die auch gerade einchecken wollten. Da hat mir mein Freund zugeraunt: „Die Ersten kriegen die besten Zimmer!", sich einfach nach vorn gedrängt, obwohl wir noch gar nicht an der Reihe waren. Da haben sich die Schweizer schon Blicke zugeworfen... Und wie er dann zwischen denen herumgewirbelt ist! Jeden einzelnen von ihnen verwickelte er ins Gespräch, erklärte, wo es sich lohne, hinzufahren, gestikulierte, machte Witzchen, kurzum, benahm sich, als sei er deren Manager oder sonst was!

Auch abends, beim Dinner im Hotel, gab er nun regelmässig den Alleinunterhalter! Mischte sich immer wieder in die Gespräche der Schweizer ein, stand gar an deren Tischen herum, als seien sie seine besten Freunde, bedrängte sie mit seinen Infos, seinen Belehrungen und merkte gar nicht, wie er ihnen auf die Nerven ging. Ich selbst kam mir nur noch wie Staffage vor, von mir nahm er nämlich jetzt kaum noch Notiz. Endlich hatte er das Publikum, vor dem er sich produzieren konnte!

Bevor wir am ersten Abend zum Essen hinunterfuhren, erklärte er mir – warum auch immer – er wolle sich vor jenen Leuten als 'kleinen Angestellten' ausgeben. Wir waren aber noch keine halbe Stunde im Speisesaal, da nannte ihn dort schon jeder 'Herr Professor'!

Aber er war ja unstrittig ein hochgebildeter Mann, dem man offensichtlich wegen seines ungewöhnlich reichen Wissens, wie ja auch ich es tat, einiges nachsah. Und so ließ man sich dann doch, während man vermutlich hinter seinem Rücken über ihn lästerte, zu einem gemeinsamen Tagesausflug mit anschließendem Fischessen von ihm überreden.

Kaum hatten wir uns an jenem Tag zur ersten Pause im Schatten einiger Bäume niedergelassen, um unser Lunch-Paket zu verzehren, ging's auch schon los! Als wären wir Studenten im Hörsaal, stolzierte er in übertriebener Pose vor uns hin und her, dabei endlos über die Geschichte Andalusiens dozierend! Zweifellos hatte er sich bereits zu Hause auf einen solchen Auftritt vorbereitet, genoss ihn sichtlich. Doch mit der Geduld der Schweizer war's rasch vorbei. Dass man bald hörbar mit den Füßen scharrte, murrte, man wolle endlich aufbrechen, hat er schlicht ignoriert, redete und redete, machte einfach nicht Schluss! In seiner Sucht nach Selbstdarstellung war dieser Mann nicht zu bremsen!

Schließlich sind da ein paar der Leute, die sich ansonsten bestens zu benehmen wussten, aufgestanden, einfach weggegangen. Dann noch Einer und noch Einer, bis mein Freund und ich allein dastanden, den Anderen hinterherrennen mussten...

Auch ein anderer Vorfall war wieder typisch für ihn. Wir durchquerten gerade ein Wädchen, als fröhliche, spanische Musik ertönte und wir zufällig auf eine Hochzeitsgesellschaft stießen, die dort auf einer Lichtung feierte. Mit ausgebreiteten Armen kam uns die Brautmutter entgegen, lud uns, die Fremden, zum Essen ein! Bald stand ein riesiger Topf mit in Brühe gegartem Lammfleisch für uns auf einem leeren Tisch, ein Stapel Teller und Besteck wurde herbei gebracht. Doch

154

während wir anderen uns noch bei der Brautmutter für deren Gastfreundschaft bedankten, ihre
hübsche Tochter, die festlichen Roben,
gebührend bewunderten, hat sich mein Freund
stikum, ohne all dem auch nur einen Blick
geschenkt zu haben, hinter unserem Rücken
schon über den Fleischtopf hergemacht, sich die
besten Stücke rausgefischt! Da er, nachdem auch
wir am Tisch saßen, weiterhin im Topf stocherte
– er hatte sich direkt davor gesetzt, sodass andere kaum rankamen – kannst du dir vorstellen, wie
zornig die auf ihn waren. „Haben Sie denn gar
nicht bemerkt, dass Lena überhaupt nichts
abbekommen hat?", hat ihn schließlich einer der
Schweizer vorwurfsvoll gefragt. Da tat mein
Freund, als hätte er's nicht gehört...

Aber das war noch nicht alles für jenen Tag! Die
vielsagenden Blicke, die sich die Schweizer
seinetwegen immer wieder zuwarfen – mehr als
blamabel! In Grund und Boden hab ich mich für
diesen Mann geschämt! Auch bei seinem
nächsten Fauxpas drehte sich's wieder ums
Futtern. Wir sind zum Abend ja noch Fisch essen
gegangen. Nachdem wir uns an die eigens für uns
zusammengestellten Tische gesetzt hatten, kam
der Wirt und erklärte uns, dass es nur sehr kleine
Fische seien, jeder etwa vier davon essen könne,
dann reiche es für alle.

Ich saß meinem Freund gegenüber und sah mit
Bestürzung, wie er aß und aß und aß, immer
wieder zulangte, sich überhaupt nicht an die
Anzahl hielt, die ihm zugestanden hätte, bis ihm

schließlich einer der Schweizer am Tisch, mit denen wir uns den Fisch hatten teilen sollen, wütend die Platte weg zog. Meine Güte, war das wieder peinlich! Ich selbst hatte ganz verzichtet, sonst hätten einige andere fast nichts gekriegt. Als alles aufgegessen war, meinte einer unserer Wanderkameraden sarkastisch zu meinem Freund, ihm könne doch nicht entgangen sein, dass er anderen, vor allem mir, ihren Anteil weg gegessen hätte? Ein klarer Affront! Aber meinst du, das hätte den Gierschnabel gejuckt? Nicht die Bohne!

Am letzten Abend vor unserer Abreise – mein Freund war bereits zu Bett gegangen – saß ich noch einen Moment mit den Schweizern an der Hotelbar. „Mach um Himmels willen nicht den Fehler, Lena, und heirate den Mann!", meinte da einer von ihnen. „Der liebt doch nur sich selbst! In dieser Ehe hättest du nichts zu lachen!"

Er hätte es mir gar nicht erst raten müssen. In jenem Urlaub war ich mir nämlich endlich des geradezu beleidigenden Mangels an Wertschätzung bewusst geworden, den ich dummes Schaf die ganze Zeit über von diesem Egozentriker hingenommen habe! Es hatte mir zu viel an seinem Intellekt gelegen... Dabei ist es ja doch das Herz, worauf es ankommt!"

Wohl wahr! In diesem Fall ging es dagegen um einen Mann, auf dessen gestörtes Gebaren zweifellos der Begriff 'Narzissmus' zutrifft, den der Duden, das Buch der deutschen Rechtschreibung, als 'Selbstliebe', 'Selbstbewunderung', 'Ichbezogenheit' definiert. Charakterzüge, die uns solche Menschen, zumal im Verein mit ihrem oft exorbitanten Egoismus, wie ihn auch Lenas 'Ass' an den Tag legte, nicht nur bilateral in einer Partnerschaft, sondern auch im allgemeinen gesellschaftlichen Umgang nur schwer ertragen lassen.

Lena wurde von diesem zunächst von ihr bewunderten, ja, verehrten 'Überflieger', in Wahrheit einem selbstverliebten Monomanen (man denkt hier unwillkürlich an gewisse, bald wieder entzauberte Senkrechtstarter in der Politik) ständig, wie ihr Bericht zeigt, die Geringschätzung ihrer Person demonstriert, allein schon durch Missachtung ihrer legitimen, elementarsten Bedürfnisse. Demütigungen, deren ungeachtet sie diesen Übergriffigen dennoch einige Monate, wenn auch auf eine gewisse Distanz (es blieb bei getrennten Schlafzimmern), ertrug.

Sie selbst erklärt es sich damit, dass ihr die Eltern einst den so freudig begonnenen, weiteren Besuch eines humanistischen Gymnasiums verwehrten, obwohl sie dort Klassenbeste gewesen sei. Daher seien ihr viele Wissenslücken geblieben, um deren Behebung sie immer noch ringe. Vor allem deswegen sei ihr der Austausch mit diesem geistig regen, gebildeten Mann so wertvoll und wichtig gewesen.

Hätte man dem Professor helfen können? Nicht nachhaltig, denke ich, was seinen Narzissmus, seine Egozentrik, seine Selbstverliebtheit betraf, denn damit war er auf die Welt gekommen. Seinen e r w o r b e n e n Verhaltensstörungen dagegen, seiner

abstrusen Fresssucht etwa, die, wie von Lena ange-
deutet, womöglich mit dem Fehlverhalten seiner
Stiefmutter in seiner Kindheit zu tun hatte, hätten
Therapeuten sicher beikommen können.

Dass Lena in ihrer Verblendung nicht schließlich
doch noch in ein Ehedesaster mit diesem Menschen
hineingestolpert ist, war nicht zuletzt vielleicht
auch den Urlaubern aus der Schweiz zu verdanken,
denen sie in der Sierra Grazalema begegnete. Sie
hatten ihr unverblümt die Wahrheit gesagt, und die
ist manchmal die Rettung.

Schlussbetrachtung

Weltweit werden unzählige Frauen von Männern misshandelt, kommen derzeit allein in Deutschland jede Woche – unfassbare, schreckliche Realität – zwei bis drei Frauen im Zuge eines Partnerschafts-verbrechens durch einen Mann ums Leben! Fast täglich berichten Zeitungen über solch grauenhafte Beziehungstaten, bei denen Väter nicht selten auch noch die gemeinsamen Kinder mit in den Tod reißen. Bei zugewanderten Männern aus Kulturkrei-sen, die den Wert der Frau traditionell gering schätzen, fallen solche Gewalttaten häufig noch besonders grausam aus.

Warum also, wie in diesem Buch geschehen, über Männer berichten, die den betroffenen Frauen auch nicht einen Finger krümmten, Männer, die sich im juristischen Sinn, vom 'Klammeraffen' vielleicht abgesehen, nicht strafbar machten, deren Verhalten manch anderer Mann vermutlich sogar noch als 'alltäglich' wenn nicht 'normal' bezeichnen würde?

Die in den Interviews zur Sprache gekommenen Übergriffe, das, was diese Männer Frauen demnach antaten, beschreibt ein Begriff, der vor Jahren aus den USA zu uns kam, hier aber eher belächelt wurde, sehr treffend, als 'seelische Grausamkeit'. Sie bringt, im Unterschied zur körperlichen, keine

159

Schlagzeilen und wer sie erleidet, stößt oft auf Unverständnis, zumal vor Gericht. Doch männlicher Übergriff im Sinne seelischer Grausamkeit kann für die Opfer fatale Folgen haben! Zwei solcher Tragödien ereigneten sich in meinem persönlichen Umfeld. Da sämtliche Beteiligten bereits verstorben sind, kann ich an dieser Stelle darüber berichten. Im ersten Fall hatte der Mann die unangenehme Eigenschaft, seine Frau, die ihm an Gelassenheit weit überlegen war, was ihn wohl ärgerte, immer wieder durch anhaltende Sticheleien zu reizen. In einer dieser Situationen brachte er sie schließlich doch einmal derart auf, dass ihr Herz zu stolpern begann, aus dem Sinusrhythmus geriet, mit tödlichem Ausgang. Im zweiten Fall äußerte sich die Übergriffigkeit des Mannes, eines ansonsten nicht einmal üblen Kerls, in extremen Wutausbrüchen ähnlich einigen der in diesem Buch beschriebenen Szenen. Jedes Mal, wenn dem Choleriker etwas schief lief, überschüttete er seine an einer leichten Form der Bluterkrankheit leidenden Frau mit haltlosen Vorwürfen, grundlosen Schuldzuweisungen, und zwar in einer Lautstärke, dass es für alle Nachbarn zu hören war. Bei einer solchen Auseinandersetzung erlitt seine vermutlich hoch erregte Frau, während ihr Mann brüllte, eine Massenblutung im Gehirn, an der sie an Ort und Stelle verstarb.

Übergriffigkeit in Form einer Machtausübung, sei sie sexuell motiviert oder auch nicht, verbal, digital, mit oder ohne Gewaltanwendung, gibt es, keine Frage, auch durch Frauen, das sei hier aus Gründen der Fairness angemerkt. Doch die Zahl der Häuser, die von weiblichen Übergriffen betroffenen Männern Schutz gewähren, ist sehr gering, verglichen mit jener für Frauen!

Mir ging es in dieser Schrift vor allem darum. Frauen, die unter verhaltensgestörten Partnern leiden, zu ermutigen, möglichst frühzeitig einen Experten zu Rate zu ziehen. Denn oft ist die Scham für einen solchen Schritt zu groß. Dann wird der Übergriff zur Gewohnheit, mit Folgen, die manches Opfer nicht verwindet.

Ansonsten steht es um die Rettung kriselnder Partnerschaften in vielen Fällen gar nicht schlecht. Denn häufig liegt dem Fehlverhalten eines Mannes lediglich eine körperliche und/oder mentale Überforderung zugrunde, fühlt sich doch heute so mancher dem zunehmenden Druck im täglichen Existenzkampf kaum noch gewachsen. Zwanghaftes Verhalten, wie etwa beim W e i n - s t e i n-Syndrom oder dem Stalking, steht jedoch auf einem anderen Blatt!

Eines sollten wir Frauen, meine ich, aber im Auge behalten: Je mehr wir dem nacheifern, was uns am Mann beeindruckt, je mehr wir dafür die uns eigene Stärke, unsere Weiblichkeit, aufgeben, umso mehr eignen wir uns wohl auch seine Defizite an. Wollen wir das?

Mein Dank

Er geht von Herzen an all die Frauen,
deren vertrauensvolle Berichte dies Buch
ermöglichten, wie auch an jene Verlags-
lektorin, die seine Veröffentlichung
zwar nicht realisiere konnte,
mich, zwischen den Zeilen,
dennoch dazu
ermutigte.